わかりやすい
ビジュアル歯科保健医療統計学

監修／安井 利一
編集／尾﨑 哲則

著／青山　旬　　長田　斎
　　尾﨑 哲則　加藤 一夫
　　玉川 裕夫　福田 雅臣
　　眞木 吉信　安井 利一

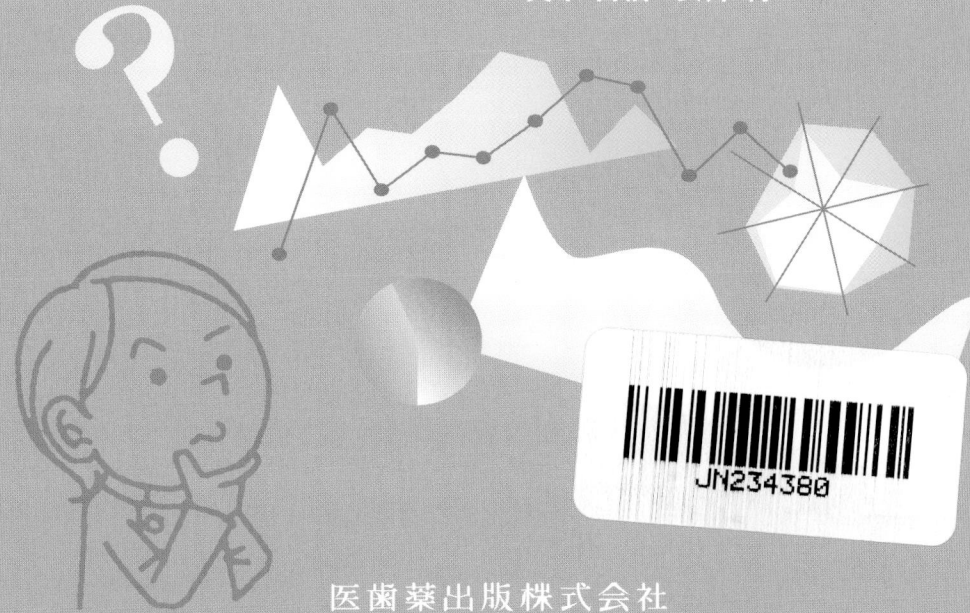

医歯薬出版株式会社

【執筆者】

青山　旬	栃木県立衛生福祉大学校 副校長・歯科技術学部 部長	
長田　斎	女子栄養大学短期大学部 食物栄養学科 教授	
尾﨑 哲則	日本大学歯学部 医療人間科学 教授	
加藤 一夫	愛知学院大学歯学部 口腔衛生学 准教授	
玉川 裕夫	大阪大学歯学部附属病院 医療情報室 准教授	
福田 雅臣	日本歯科大学生命歯学部 衛生学 教授	
眞木 吉信	東京歯科大学 社会歯科学 教授	
安井 利一	明海大学 学長	

（五十音順）

This book was originally published in Japanese under the title of :

W<small>AKARIYASUI</small> — B<small>IJUARU</small> S<small>HIKAHOKENIRYOTOUKEIGAKU</small>
(Visual Dental Health Statistics for Beginners)

Y<small>ASUI</small>, Toshikazu, D.D.S., Ph.D.
　President Meikai University

© 2008　1st ed.

ISHIYAKU PUBLISHERS, INC.
　7-10, Honkomagome 1 chome, Bunkyo-ku,
　Tokyo 113-8612, Japan

統計って何？ なぜ学ぶ必要があるの？

「統計」って何だろう．

統計という言葉がつく単語をいくつ知っていますか？たとえば，ニュースなどでも「経済統計」や「商業統計」などという言葉は頻繁に出てきます．人口でも「人口統計」とか「静態統計」あるいは「動態統計」などという言葉が使われています．これらの言葉からもわかるように，統計というのは，いろいろな物事の傾向や性質をあらわしたり，比較したりすることです．実際に，最近よく耳にする「少子高齢化社会」（子どもが少なくて，高齢者が多いという社会構造）はどうしてわかるのかといえば，人口統計があるからなのです．私たち歯科の仕事では，自分のフィーリングで話をすることが許されない場合も多くあります．集団の特性を知るためには，どうしても統計が必要になります．

いま，皆さんの住んでいる町の中学1年生のむし歯の数（治療していないむし歯の本数＋治療の終わっている歯の本数＋むし歯で抜いた歯の本数）が，日本の中学1年生と比べて多いのか少ないのかを知りたいとします．最初に，皆さんの町の中学1年生と日本の中学1年生が，「平均として一人で何本のむし歯をもっているか」を調べればよいのですね．でも，「平均として一人で何本のむし歯をもっているか」などと長い言葉をいつも使うわけにはいきません．そこで，専門家は＜DMFT指数（一人平均DMF歯数）＞という独特の言葉を使います．このような言葉を"統計用語"などということもあり，理解しておくことが必要です．

さて，皆さんの町の中学1年生のむし歯の数を調べて＜DMFT指数＞がわかったら，全国の＜DMFT指数＞は文部科学省の学校保健統計調査結果の12歳の値をみればよいので，比較することが可能になり，多いのか少ないのかを判断することができます．フィーリングではわかりませんね．さらに，皆さんの町と隣の町の中学1年生の＜DMFT指数＞を比べて，どちらが多いといえるでしょう．このような疑問に対しても，統計は答えを出してくれます．

普段，皆さんが「十中八九正しいと思う」というようないい方をしますが，これも統計です．「10回のうち8～9回は正しい」といっているので，正しいという基準を示しているのです．たとえば，「皆さんの町の中学1年生の＜DMFT指数＞は，隣町の＜DMFT指数＞よりも少ないと判断しても，100回のうち間違うことは5回以下です」というように確かさをつけて表現できます．これもフィーリングではわかりませんね．

統計には，数学のような式が出てきたりもしますが，統計学は数学そのものではありません．最初からアレルギーを起こすことのないようにお願いします．

2008年10月

安　井　利　一

わかりやすい　ビジュアル歯科保健医療統計学

目　次

VISUAL MANUAL ……………………………………………………………… 1

● 第1章 ● グラフを読む ……………………………………………………… 2

■集団全体の特徴をとらえるにはグラフを読む
- ①変化を読む──時系列の比較 ………………………………………… 2
  - ■折れ線グラフ1　■折れ線グラフ2
- ②比べて読む──数値の比較 …………………………………………… 4
  - ■単純比較棒グラフ　■積み上げ棒グラフ
- ③占める割合を読む──構成比率の比較 ……………………………… 6
  - ■円グラフ　■帯グラフ（横内訳棒グラフ）
- ④変化と比較を読む ……………………………………………………… 8
  - ■レーダーチャート（クモの巣グラフ）

● 第2章 ● グラフをつくる …………………………………………………… 10

■集団の特徴をもっともよく表現できるグラフをつくる
- ①変化をみたい場合 ……………………………………………………… 10
  - ■折れ線グラフ　例 Step 1 データをそろえる ／ Step 2 グラフをつくる
- ②比較をしたい場合 ……………………………………………………… 12
  - ■棒グラフ（単純比較棒グラフ）　例 Step 1 データをそろえる ／ Step 2 グラフをつくる
  - ■積み上げ棒グラフ　例 Step 1 データをそろえる ／ Step 2 グラフをつくる
- ③占める割合をみたい場合 ……………………………………………… 14
  - ■円グラフ（パイグラフ）　例 Step 1 データをそろえる ／ Step 2 グラフをつくる
  - ■帯グラフ　例 Step 1 データをそろえる ／ Step 2 グラフをつくる
- ④変化をみて比較したい場合 …………………………………………… 16
  - ■レーダーチャート　例 Step 1 データをそろえる ／ Step 2 グラフをつくる
- ⑤データのばらつきを知りたい場合 …………………………………… 17
  - ■散布図　例 Step 1 データをそろえる ／ Step 2 グラフをつくる

● 第3章 ● データを解析する ………………………………………………… 18

Ⅰ．集団の特性を統計的につかむ ………………………………………… 18
度数分布表・ヒストグラム ……………………………………………… 18
　　例 Step 1 データをそろえる ／ Step 2 グラフをつくる ／ Step 3 データを解析する

Ⅱ．集団の違いを統計的に示す方法を知る ……………………………… 22
- ①相　関 …………………………………………………………………… 22
  - 例 Step 1 データをそろえる ／ Step 2 相関図（散布図）をつくる ／ Step 3 データを解析する
- ②χ^2（カイ二乗）検定 ………………………………………………… 24
  - 例 Step 1 データをそろえる ／ Step 2 データを解析する
- ③平均値の差の検定（t検定） ………………………………………… 25
  - 例 Step 1 データをそろえる ／ Step 2 グラフをつくる ／ Step 3 データを解析する

④リスク分析——相対危険度 ……………………………………………………………… 27
　　　　例 Step 1 データをそろえる ／ Step 2 データを解析する
　　⑤リスク分析——オッズ比 ………………………………………………………………… 28
　　　　例 Step 1 データをそろえる ／ Step 2 データを解析する
　　付①探索的データ解析——箱ひげ図 ……………………………………………………… 30
　　　　例 Step 1 グラフをつくる ／ Step 2 データを解析する
　　付②探索的データ解析——パーセンタイル曲線 ………………………………………… 32
　　　　例 Step 1 平均値曲線で表現してみる ／ Step 2 パーセンタイル曲線でみてみる ／ Step 3 データを解析する

● 第4章 ● 歯科の指標をマスターする　34

Ⅰ．疾患数量化の基本概念　34
　①数量化 …………………………………………………………………………………………… 34
　②指　数 …………………………………………………………………………………………… 34
　③指　標 …………………………………………………………………………………………… 34

Ⅱ．う蝕に関する指標　35
　① DMF index ……………………………………………………………………………………… 35
　　　1．永久歯：DMF　35
　　　2．乳歯：def, dmf, df　35
　②う蝕に関する表現法 …………………………………………………………………………… 36
　　　1．永久歯列　36
　　　2．乳歯列　37
　③第一大臼歯の健康度に関する指標（dental health capacity：DHC）……………………… 37
　④ relative increment of decay index（RID index）…………………………………………… 38
　⑤根面う蝕に関する指標 ………………………………………………………………………… 38

Ⅲ．歯周疾患に関する指標　39
　①歯肉炎に関する指標 …………………………………………………………………………… 39
　　　1．PMA index　39
　　　2．gingival index（GI）　40
　②歯周炎に関する指標 …………………………………………………………………………… 42
　　　1．periodontal index（PI）　42
　　　2．periodontal disease index（PDI）　44
　　　3．gingival bone count（GB count）　45
　　　community periodontal index（CPI）について　46

Ⅳ．口腔清掃状況の指標　49
　　　1．oral hygiene index（OHI）　49
　　　2．oral hygiene index-simplified（OHI-S）　50
　　　3．patient hygiene performance（PHP）　51
　　　4．plaque index（PlI）　52
　　　5．plaque control record（PCR）　53
　　　6．Ainamo の口腔清掃状況の指標　53

V．歯のフッ素症の指標 ······· 54
① Dean の分類 ······· 54
VI．その他の口腔疾患の指標 ······· 56
①不正咬合 ······· 56

ADVANCE MANUAL ······· 57

● 第 1 章 ● 統計のしくみを理解する ······· 58

I．集団の調べ方を学ぶ（統計調査） ······· 58
1．調査にあたって ······· 58
　1）目　的　58
　2）対　象　58
　3）方　法　58
　4）評価 I　59
　5）評価 II　59
　6）計画法　60
　例　題　61

II．集団から対象を選ぶ（標本抽出） ······· 62
1．データの集め方 ······· 62
　1）母集団と標本　62
　2）標本抽出法の種類　62

III．データの種類を知る ······· 64
1．量的データ ······· 64
2．質的データ ······· 64
3．数量化 ······· 65

IV．集団の形をみきわめる（性格を知る：分布と偏り） ······· 66
1．分布の形 ······· 66
2．分布の中心を表すもの（代表値） ······· 66
　1）代表値の種類　67
　2）代表値の選択と利用　68
3．分布の広がりを表すもの（散布度） ······· 69
　1）平均偏差　69
　2）分　散　69
　3）標準偏差　69
　4）変動係数　70
　5）標準誤差　70
　6）信頼区間　70
4．データの分布（理論分布） ······· 71
　1）正規分布　71

2）正規分布の利用　72
　　例　題　73
　　3）その他の分布　73
Ⅴ．集団を表す（グラフ） 75
　1. 図表化 75
　　1）表の作成方法と留意点　75
　2. データの種類とグラフの作成 75
　　1）数値の比較 ── 棒グラフ ──　76
　　2）時系列の比較 ── 折れ線グラフ ──　76
　　3）構成比率の比較 ── 円グラフ・帯グラフ ──　77
　　4）相対比較の比率 ── レーダーチャート（クモの巣グラフ）──　78

●第2章● 集団の違いをみる（検定） 79

Ⅰ．仮説検定 79
　1. 仮説検定の手順 79
　　1）帰無仮説，対立仮説の設定　79
　　2）有意水準（危険率）の設定と検定法の選択　80
　　3）検定統計量の計算と有意点の算出　80
　　4）帰無仮説の棄却・採択の判定　80
　2. 仮説検定の判定 81
Ⅱ．平均値の差の検定 82
　1. 統計量の計算 82
　2. 自由度 82
　3. F 検定（等分散の検定） 83
　4. スチューデントの t 検定 83
　5. ウェルチの t 検定 84
　6. 対応のある t 検定 84
Ⅲ．百分率の差の検定 85
　1. 適合度の検定 85
　　例　題　85
　2. 分割表の検定 86
Ⅳ．相関分析 88
　1. ピアソンの積率相関係数 88
　2. スピアマンの順位相関係数 89
　3. 回帰式 90

●第3章● 疫学を知る 91

Ⅰ．疫学とは 91
　1. 定　義 91
　2. 目　的 91
Ⅱ．疫学と倫理 93

- 1. 疫学の倫理的ポイント ……………………………………………………………………… 93
- 2. 倫　理 …………………………………………………………………………………………… 93
- 3. 疫学研究における倫理 ………………………………………………………………………… 93

Ⅲ. 疫学の研究方法 …………………………………………………………………………………… 95
- 1. 疫学の方法論 …………………………………………………………………………………… 95
- 2. 記述疫学 ………………………………………………………………………………………… 96
- 3. 分析疫学 ………………………………………………………………………………………… 97
- 4. 介入研究 ………………………………………………………………………………………… 99

Ⅳ. スクリーニング …………………………………………………………………………………… 100
- 1. スクリーニング検査法 ………………………………………………………………………… 100
  - 1）スクリーニング実施の条件　100
  - 2）スクリーニング検査の評価　100

Ⅴ. EBM ………………………………………………………………………………………………… 103
- 1. EBMとは ……………………………………………………………………………………… 103
- 2. EBMと臨床研究 ……………………………………………………………………………… 103
- 3. バイアスの除去とマスキング ………………………………………………………………… 103
  - 1）選択バイアス　104
  - 2）測定バイアス　104
- 4. 交絡と除去方法 ………………………………………………………………………………… 104
  - 1）研究デザインにおける交絡のコントロール　105
  - 2）データ分析における交絡のコントロール　105

● 第4章 ● 歯科保健医療情報 …………………………………………………………… 106

Ⅰ. 歯科保健医療情報について ……………………………………………………………………… 106
Ⅱ. デンタルインフォマティックス ………………………………………………………………… 107
- 1. デンタルインフォマティックスの定義 ……………………………………………………… 107
- 2. 臨床医学とは何？ ……………………………………………………………………………… 107

Ⅲ. データベース ……………………………………………………………………………………… 109
- 1. データベースとは ……………………………………………………………………………… 109
- 2. データベースマネージメントシステム ……………………………………………………… 109
- 3. データウエアハウス …………………………………………………………………………… 110

Ⅳ. 電子カルテ ………………………………………………………………………………………… 111
- 1. 電子カルテとは ………………………………………………………………………………… 111
- 2. 電子カルテの目標 ……………………………………………………………………………… 112
- 3. 電子カルテとコンピュータネットワーク …………………………………………………… 112

● 付表1　F分布表　114／付表2　t分布表　116／付表3　χ^2（カイ二乗）分布表　117
● 文　献　118
● 索　引　119

ページデザイン：デザイン・コンドウ，イラスト：サンゴ，カバーデザイン：ラスコー

VISUAL MANUAL

第1章　グラフを読む
第2章　グラフをつくる
第3章　データを解析する
第4章　歯科の指標をマスターする

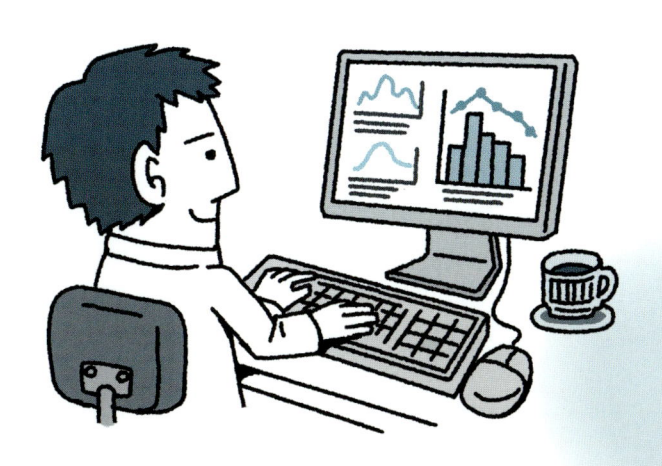

第1章
グラフを読む

集団全体の特徴をとらえるにはグラフを読む

1 変化を読む──時系列の比較

　折れ線グラフは,「経過グラフ,歴史グラフ」などともよばれている.折れ線は,縦軸に統計値を点で示し,直線で結んだものである.年次別,時期別,年齢別などの時系列に伴う変化傾向をとらえやすい.

■ 折れ線グラフ1

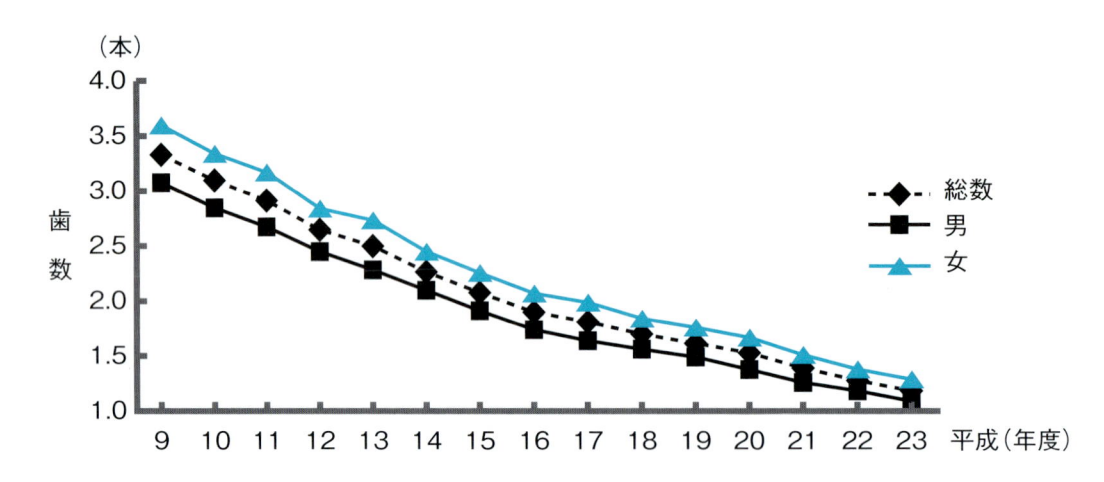

中学1年生の一人平均DMF歯数の年次推移（学校保健統計調査）

　中学1年生における一人平均DMF歯数の年次推移を,男女別・総数で示した上の図が,折れ線グラフである.縦軸は統計量としての歯数を,横軸には年度をとって,経年的にDMF歯数の変化をみているものである.平成9年以降,経年的に減少していることと,男女差が少なくなっていることが読み取れる.

語句　**DMF**：う蝕経験を示す.Dは未処置のう歯,Mは喪失歯,Fは処置歯のこと.
一人平均DMF歯数：集団でのDMF歯の合計（本）÷被験者数（人）

■ 折れ線グラフ2

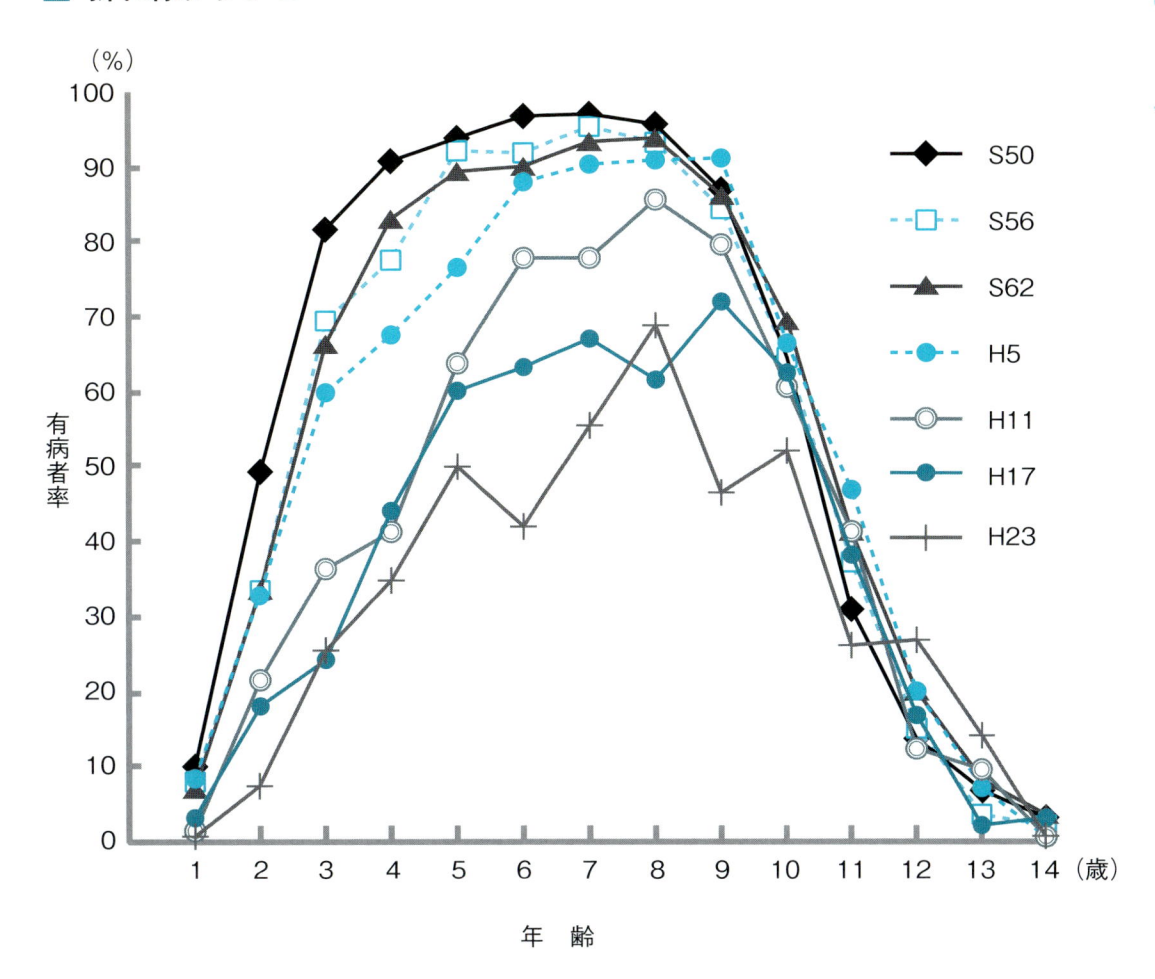

年齢別の乳歯う蝕有病者率の変化（平成23年歯科疾患実態調査）

上の折れ線グラフから読めるのは，
- 昭和50年から年次ごとにう蝕有病者率が低下していること．
- う蝕有病者率のピーク年齢が年度により異なること．

などである．

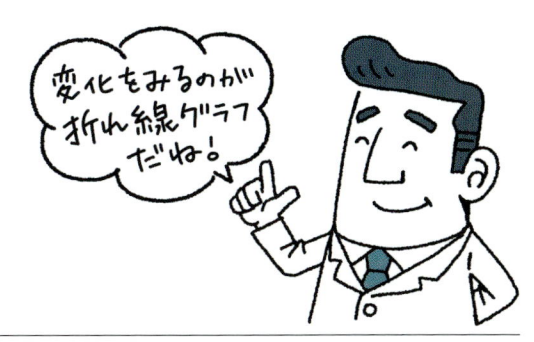

変化をみるのが折れ線グラフだね！

語句 う蝕有病者率：う歯を1本でも所有している人の割合．
歯科疾患実態調査：厚生労働省が6年ごとに実施する国の承認統計調査．

❷ 比べて読む——数値の比較

　棒グラフは,統計量の大小や差を「棒」の長さ(長短,高低)によって表したものである.数量を比較するにはもっとも優れたグラフといわれている.これには,**単純比較棒グラフ**と**積み上げ棒グラフ**がある.

■ 単純比較棒グラフ

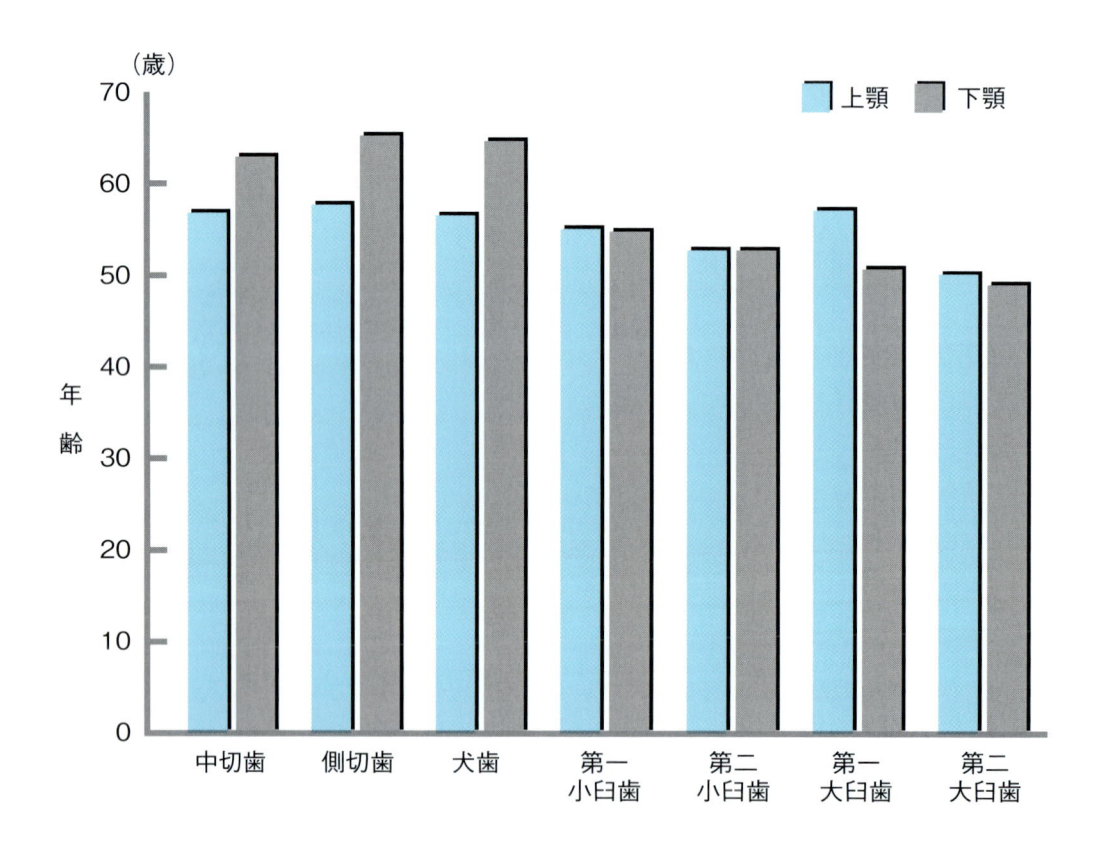

歯の平均寿命(平成5年歯科疾患実態調査)

　歯の平均寿命を示した上の図が,単純比較棒グラフである.歯種別に棒グラフを用い,左側に上顎の値,右側に下顎の値を示した.
　同一名の歯であっても,上下顎では歯の寿命が異なることがわかる.このグラフから,前歯では下顎が,大臼歯では上顎のほうが寿命が長いことが読み取れる.

■ 積み上げ棒グラフ

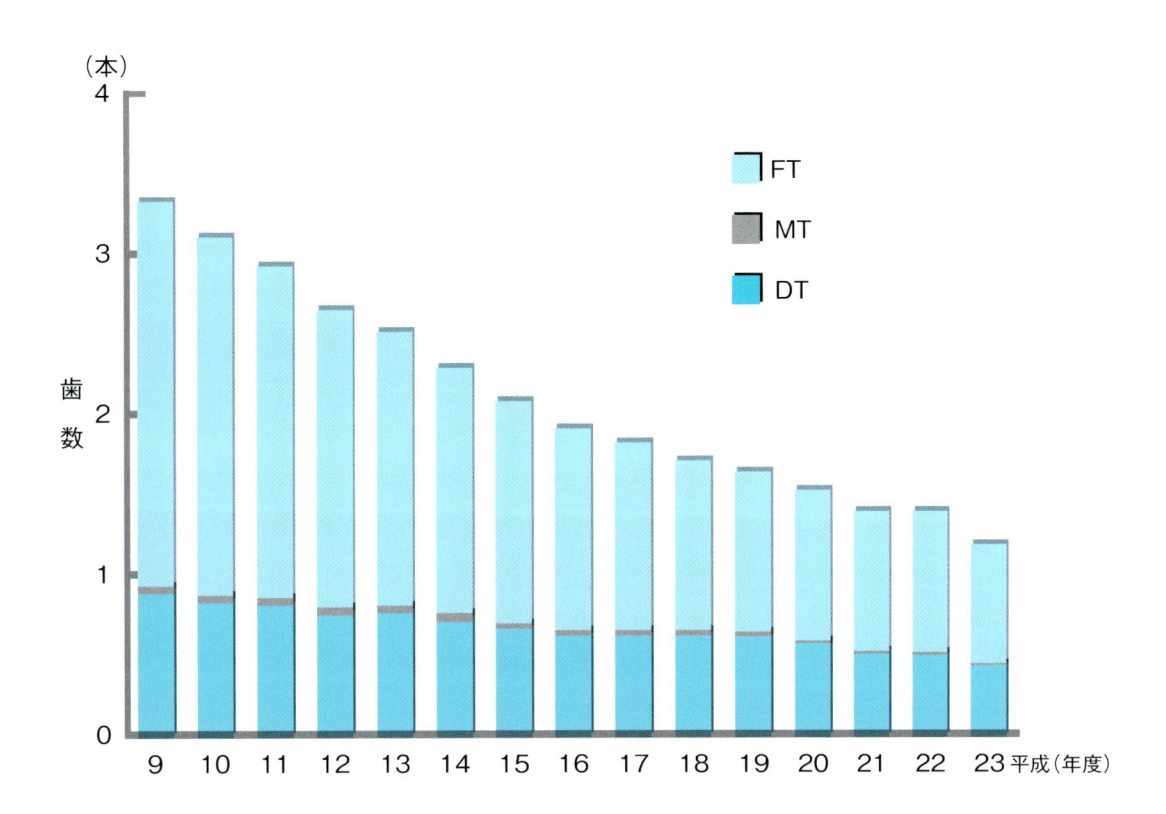

中学1年生の一人平均DMF歯数の年次推移（学校保健統計調査）

　上の図は，中学1年生の一人平均DMF歯数の年次推移を示したものである．一人平均DMF歯数の内容別に区切られた部分をみることなく，棒全体をみると単純比較棒グラフである．しかし，DMF歯数の内容を処置歯数（FT），喪失歯数（MT），未処置う歯数（DT）に分けて，それぞれがわかるようにしたこのグラフは，積み上げ棒グラフとよばれる．

　平成9年からの一人平均DMF歯数の低下には，FTとDTが関与していることが，このグラフから読み取れる．

語句　**FT**：filled teeth, **MT**：missing teeth, **DT**：decayed teeth
学校保健統計調査：文部科学省が指定する小・中・高等学校・幼稚園において，児童・生徒・園児の発育と健康状態を明らかにするために毎年実施する統計調査．

❸ 占める割合を読む――構成比率の比較

円グラフは，直感的にとらえやすいことと，比較的小さな構成割合までも読めることが特徴である．

また，帯グラフは，円グラフと同様に構成の割合をみるグラフである．

■ 円グラフ

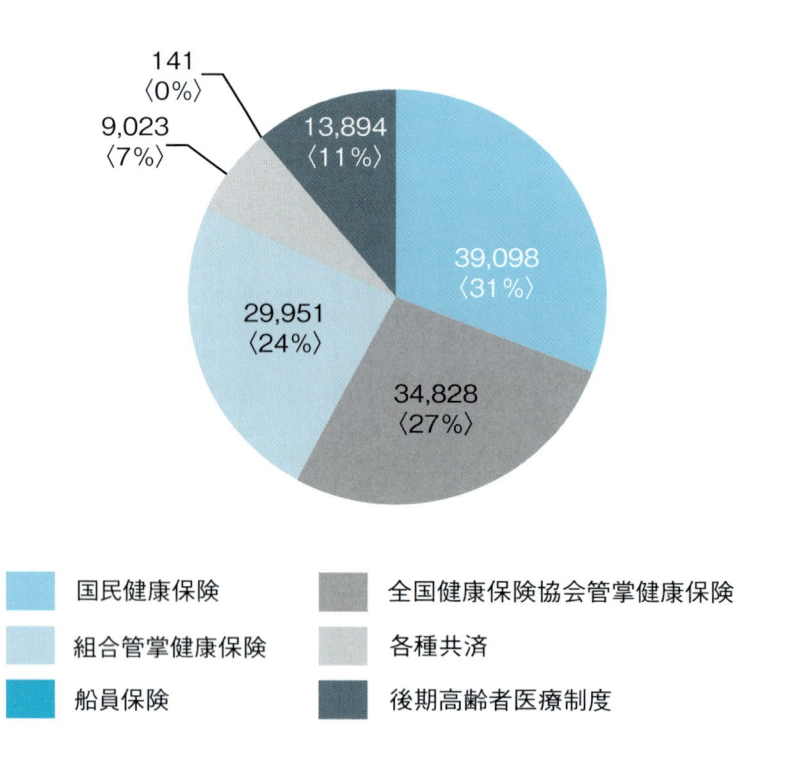

- 141 〈0%〉
- 13,894 〈11%〉
- 9,023 〈7%〉
- 39,098 〈31%〉
- 29,951 〈24%〉
- 34,828 〈27%〉

凡例：
- 国民健康保険
- 全国健康保険協会管掌健康保険
- 組合管掌健康保険
- 各種共済
- 船員保険
- 後期高齢者医療制度

医療保険制度別人口（千人）と割合（国民の福祉の動向 2011/2012 年）

　上の円グラフでは，わが国の医療保険は国民健康保険と全国健康保険協会管掌健康保険・組合管掌健康保険で大半が占められていることがわかる．約7％である各種共済も十分読み取ることができ，ほかのグラフでは読み取ることができない0.1％の船員保険も読み取ることができる．

■ 帯グラフ（横内訳棒グラフ）

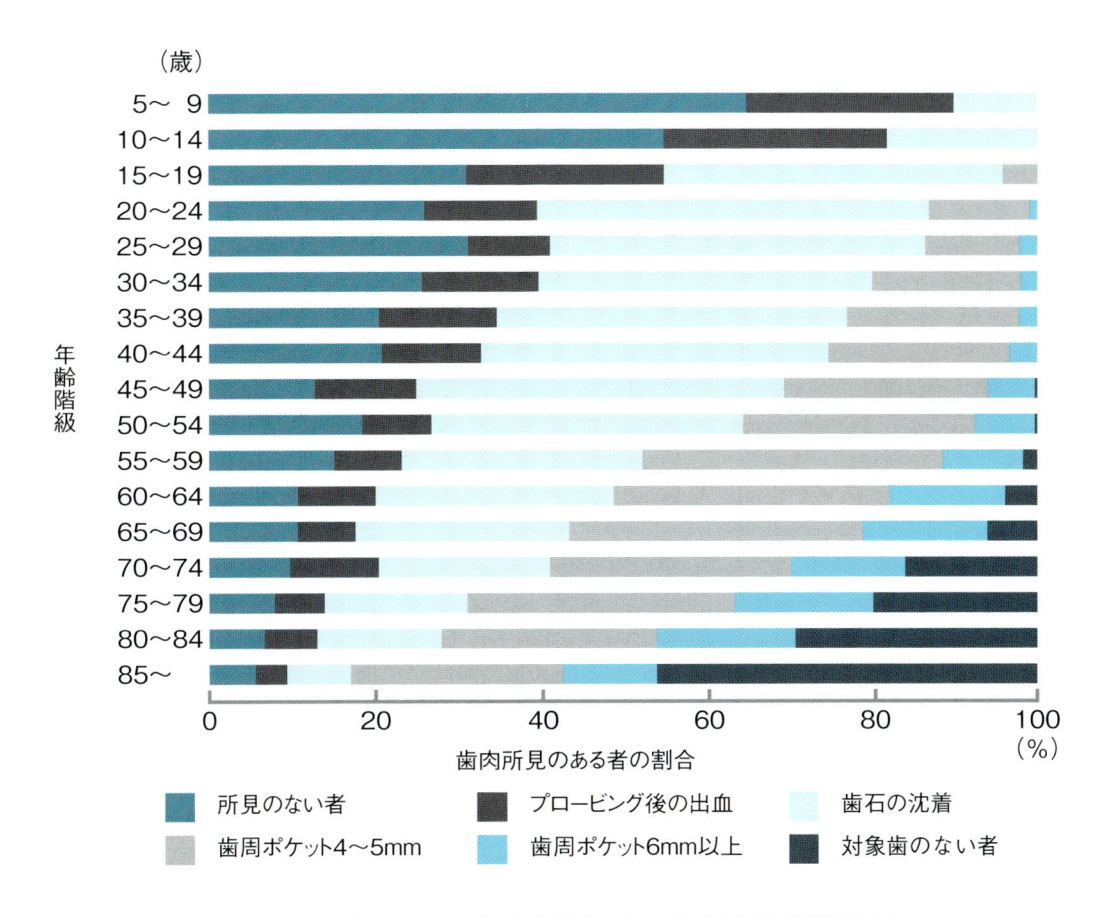

CPIによる歯周病有病者率（平成23年歯科疾患実態調査）

凡例：
- 所見のない者
- プロービング後の出血
- 歯石の沈着
- 歯周ポケット4～5mm
- 歯周ポケット6mm以上
- 対象歯のない者

縦軸：年齢階級（歳）— 5～9, 10～14, 15～19, 20～24, 25～29, 30～34, 35～39, 40～44, 45～49, 50～54, 55～59, 60～64, 65～69, 70～74, 75～79, 80～84, 85～

横軸：歯肉所見のある者の割合（%）

　　上の帯グラフでは，各年齢階級間の比較が，複数の帯グラフを並べることによって読み取れる．有歯顎者のうち，歯周組織に所見がない者の割合は10～14歳ですでに50%程度であり，年齢階級が上がるとともに低率化していく．

　　プロービング後に出血する者の割合は，10～14歳でもっとも高く，以降，年齢階級が高くなるとともに低率化し，高齢者では少なくなっている．これは，グラフから読めるように，年齢階級が高くなるほど重症の歯周炎有病者率が増加している結果によるものである．

語句　**CPI**：46ページ参照．
　　　　プロービング：歯周プローブによる歯周ポケット深さの測定．

4 変化と比較を読む

レーダーチャートは，「放射状の線」と「多角形をした折れ線」とで構成されたグラフ形式である．特徴としては，①多角形の形や大きさによって集団または個体を類型化するのに便利，②統計値の大小関係が誇張されて感じられ，平均値や基準値との比較ができる，③隣り合った統計値間の比が等しい場合には折れ線の傾斜が等しくなる，④多角形として認識されるために，一般の折れ線グラフよりも印象が強い，などである．

■ レーダーチャート（クモの巣グラフ）

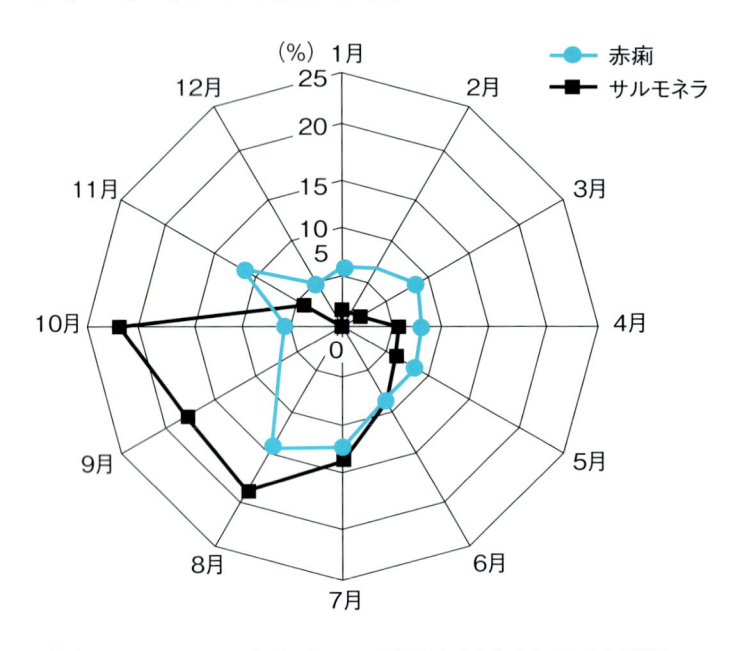

赤痢とサルモネラ食中毒の月別発生割合（食中毒統計）

　　上のレーダーチャートでは，平成7年の資料をもとに，赤痢・サルモネラ食中毒患者の月ごとの発生割合（%）を示したものである．この図から，サルモネラは夏以降秋までに非常に多く発生し，冬場にはほとんどみられないことがわかる．一方，赤痢についてはサルモネラ食中毒に比べて季節的な変動が少ないことが読み取れる．

VISUAL MANUAL

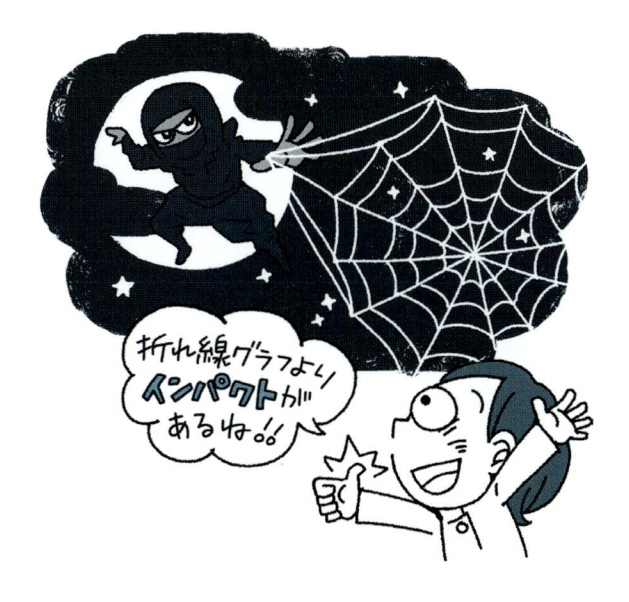

第1章 グラフを読む

折れ線グラフより**インパクト**があるね!!

第2章
グラフをつくる

集団の特徴をもっともよく表現できるグラフをつくる

　グラフは，統計値を視覚化したものであり，統計解析の手がかりを得ることができ，解析結果を応用して活用していくことができるものである．グラフは概要を表すことに主眼をおいているので，「小さな差」が表せなくても効果は失われない．したがって，直感的に解釈できるように描くことが大切である．

1．変化をみたい場合
　　　　折れ線グラフ
2．比較をしたい場合
　　　　棒グラフ，積み上げ棒グラフ
3．占める割合をみたい場合
　　　　円グラフ，帯グラフ
4．変化をみて比較したい場合
　　　　レーダーチャート
5．データのばらつきを知りたい場合
　　　　散布図

---

① 変化をみたい場合

■ 折れ線グラフ
　時間の経過とともに変化するものを表すのに適している．
　たとえば，3歳児のう蝕有病者率の年次推移などは，折れ線グラフで表現できる．しかし，最高値と最低値を考慮してグラフの縦軸を設定しないと，変化を十分に表現できないことがある．

VISUAL MANUAL

例 3歳児のう蝕有病者率における日本全国平均値の年次推移

Step1 データをそろえる

年度	有病者率（%）	一人平均う歯数（dmft）	年度	有病者率（%）	一人平均う歯数（dmft）
1981	61.8	3.31	1996	42.5	1.95
1982	61.1	3.27	1997	41.2	1.88
1983	60.0	3.17	1998	40.1	1.82
1984	59.0	3.09	1999	37.5	1.67
1985	56.2	2.93	2000	35.2	1.52
1986	56.8	2.93	2001	33.6	1.46
1987	55.0	2.83	2002	32.3	1.39
1988	55.8	2.90	2003	31.3	1.32
1989	54.5	2.84	2004	29.8	1.24
1990	53.2	2.75	2005	28.0	1.14
1991	52.1	2.65	2006	26.7	1.06
1992	51.0	2.56	2007	25.9	1.00
1993	49.1	2.35	2008	24.6	0.94
1994	48.3	2.36	2009	23.0	0.87
1995	44.9	2.10			

Step2 グラフをつくる

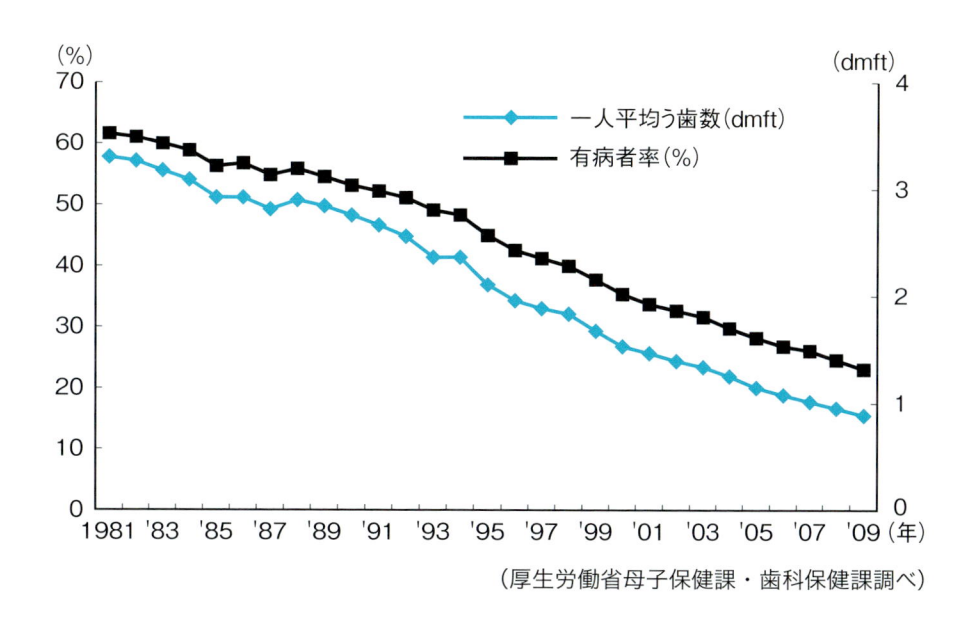

（厚生労働省母子保健課・歯科保健課調べ）

語句 dmft：37ページ参照．

2 比較をしたい場合

■ 棒グラフ（単純比較棒グラフ）

いくつかの数値の比較によく使われる．
たとえば，先進国における成人の男女別の喫煙率などは棒グラフで表すことができる．

例 男女別にみた世界の喫煙率（1996年）

Setp1 データをそろえる

(%)

	男	女
日本	57.5	14.2
フランス	40.0	27.0
イタリア	38.0	26.0
ドイツ	36.8	21.5
アメリカ	28.1	23.5
イギリス	28.0	26.0
スウェーデン	22.0	24.0

Setp2 グラフをつくる

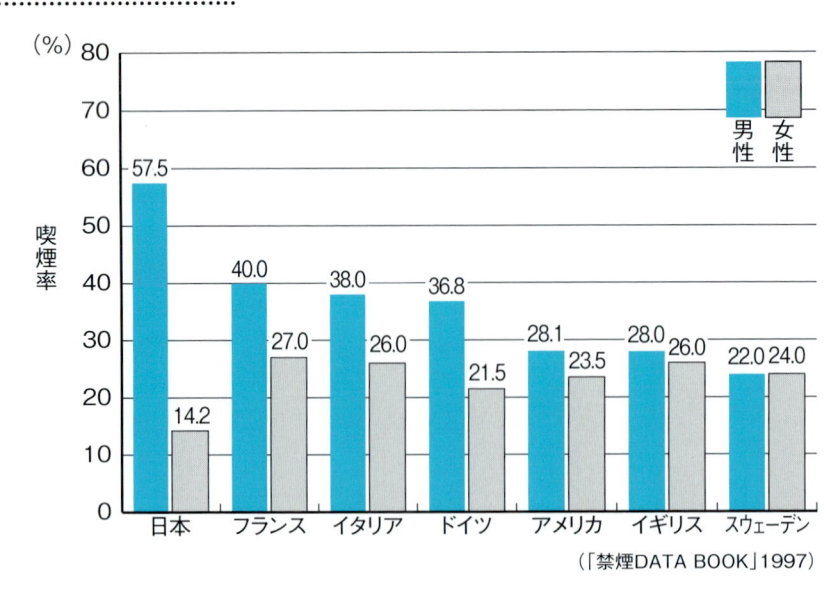

（「禁煙DATA BOOK」1997）

■ 積み上げ棒グラフ

データの内訳を表したいときに使われる．

　たとえば，棒グラフでは表現できなかった喫煙者の1日あたりの喫煙本数を表現したものが積み上げ棒グラフである．このグラフからは，10本以下の喫煙者は男・女にあまり差がなく，それ以上の喫煙本数で喫煙率に差があることがわかる．

例 日本における20歳代の喫煙率

Step1 データをそろえる

(％)

	男性	女性
全喫煙率	55.8	19.0
10本以下	12.3	10.6
11〜20本	33.3	7.0
21〜30本	7.5	1.1
31本以上	2.7	0.3

Step2 グラフをつくる

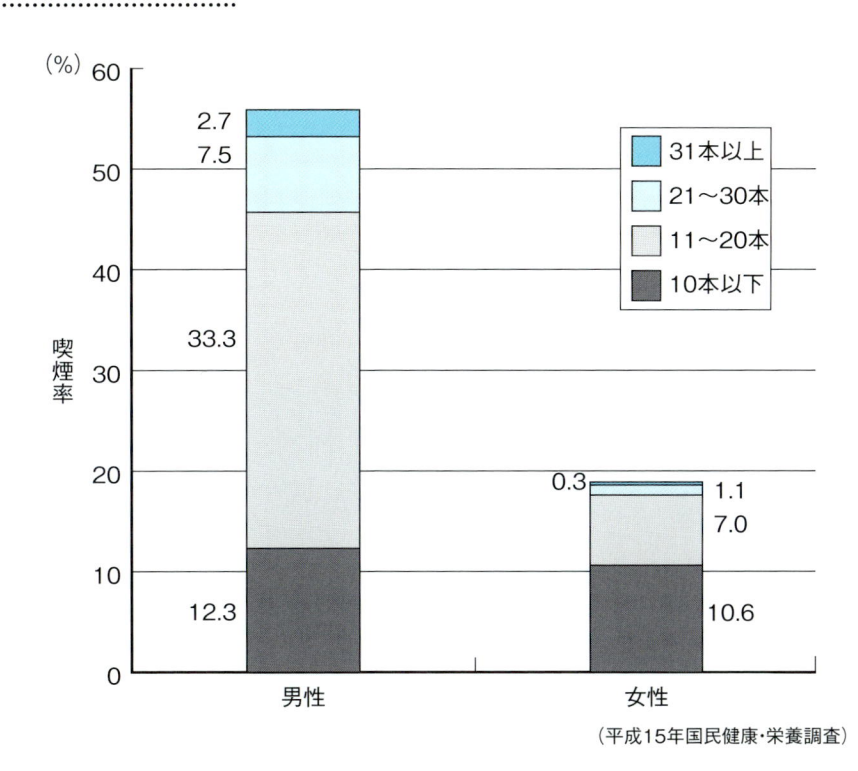

（平成15年国民健康・栄養調査）

❸ 占める割合をみたい場合

内訳（統計の構成内容）を，総数に対する構成比（％）で表現したいときには，円グラフや帯グラフをつくる（ここでは，単純集計表およびクロス集計表のデータで作図してみた）．

■円グラフ（パイグラフ）

円グラフは，円の面積を半径で区切って構成割合を表したグラフである．このグラフの特徴は，「着目した構成部分の全体に占める程度」を直感的にとらえやすいこと，比較的小さい構成割合まで表示できることである．集団全体の CPI の個人最高コードの分布を示したこの円グラフは，少し厚みをつけたもので，パイグラフとよぶ．

例 ある企業における従業員の CPI の個人最高コードの分布

Step 1 データをそろえる

コード 0	3%
コード 1	1%
コード 2	57%
コード 3	35%
コード 4	4%

Step 2 グラフをつくる

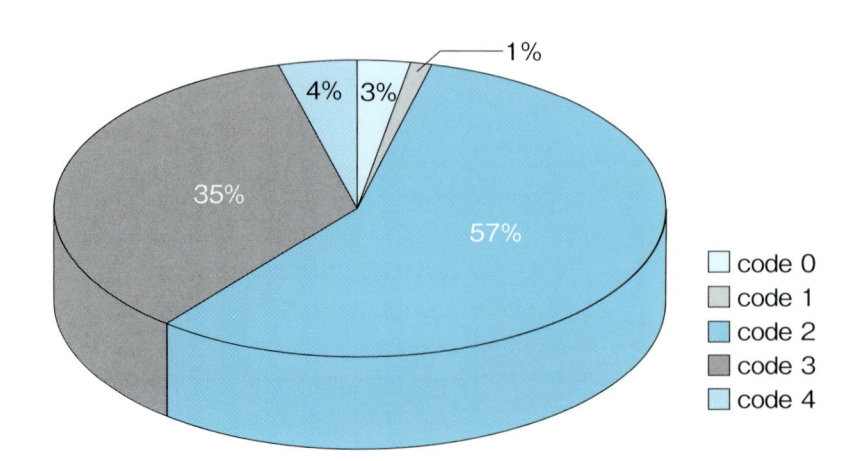

■帯グラフ

　グラフ形式は棒を使っているので，棒グラフとみることもできるが，構成割合を表すことができるので，「横内訳棒グラフ」とよぶこともある．また，一本で示す単一帯グラフと，複数並べた並列帯グラフに区別される．並列帯グラフでは，時間的あるいは場所的な変化などを比較することもできる．

　円グラフと同一のデータで単一帯グラフを示した．両者を比較すると，コード1やコード4のように，その占める割合が少ない部分については，円グラフのほうがわかりやすい．

　並列帯グラフには，年代別CPIの個人最高コード分布を示した．これをみると，年齢の高い群ほど罹患状況が悪化していることが容易にわかる．

例　ある企業における従業員のCPIの個人最高コードの分布

Step1　データをそろえる

(%)

	20歳代	30歳代	40歳代	全体
コード0	10	3	2	3
コード1	2	1	30	1
コード2	75	64	0	57
コード3	13	30	56	35
コード4	0	2	12	4

Step2　グラフをつくる

単一帯グラフ

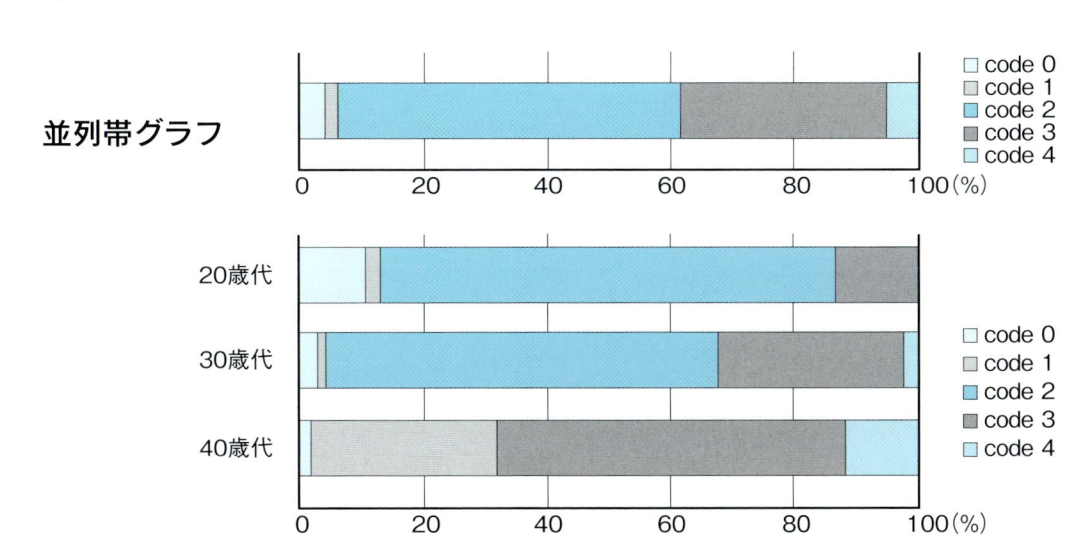

並列帯グラフ

④ 変化をみて比較したい場合

■ レーダーチャート

このグラフは，値の大小が誇張されて感じられるために，基準値に対する個々の特性を表現できる特徴をもっている．たとえば，試験の成績をレーダーチャートで表現すると，得意な科目と苦手な科目が一目瞭然となる．

例 歯科衛生士模擬試験の個人および全国の正答率

Step1 データをそろえる

科目	あなたの正答率(%)	全国の正答率(%)
全科目	60	55
解剖・生理	40	46
病・微・薬	60	40
口腔衛生	53	46
公衆衛生	46	46
栄養指導	60	40
臨床概論	71	57
歯科保存	66	53
歯科補綴	71	57
口腔外科	71	57
小児歯科	42	57
矯正歯科	42	42
予防処置	73	60
診療補助	66	60
保健指導	55	50

Step2 グラフをつくる

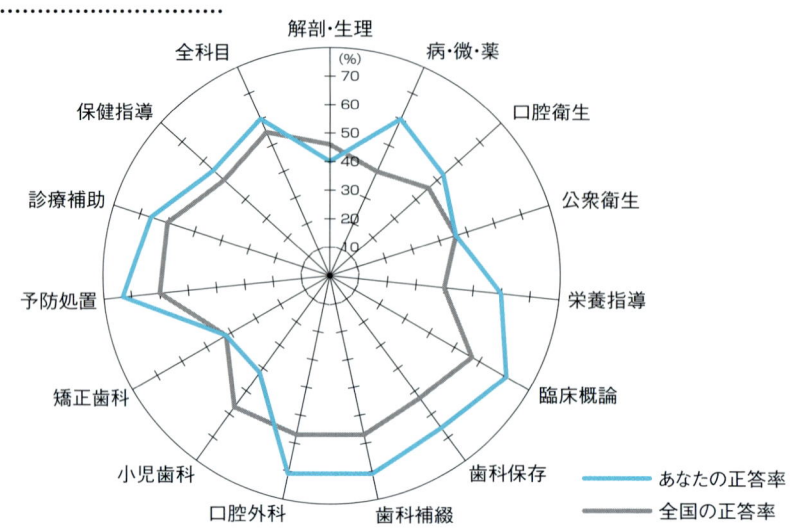

5 データのばらつきを知りたい場合

■ 散布図

2つの数値をもつデータに対するグラフ表現をいう．一方の値を X 座標，他方を Y 座標に位置づけて，両者の交わるところに点を示した図を散布図という．

このグラフから，①相関の強さ，②直線性か，曲線性かの把握，③飛び離れたデータの検出，④集積性の状況，散布密度の把握などが一目で理解できる．

図は，24人の歯肉炎の指数（PMA index）と歯垢の指数（DI：debris index）の値を点で示したものである．この図から，右肩上がりの分布がみられ，PMA index と DI の間に正の相関関係があるのではないかと推測される．

例 ある集団における PMA index と DI の値

Step1 データをそろえる

No.	PMA index	DI
1	10	2.3
2	15	2.2
3	3	0.5
4	0	0.2
5	22	2.3
6	13	1.5
7	10	1.4
8	8	2
9	5	0.9
10	22	2.2
11	12	1.2
12	9	1

No.	PMA index	DI
13	3	0.5
14	3	0.1
15	0	0.4
16	2	0.3
17	10	1.5
18	7	1
19	4	0.7
20	18	1.3
21	13	1.5
22	7	0.9
23	9	0.5
24	0	0.4

Step2 グラフをつくる

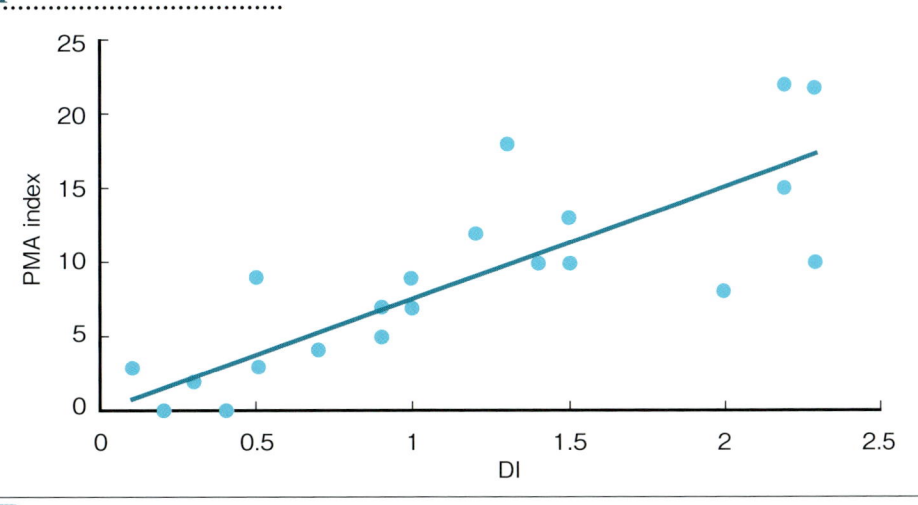

語句 **PMA index**：39ページ参照．
DI：49ページ参照．

第3章 データを解析する

Ⅰ 集団の特性を統計的につかむ

　集めたデータを平均値などの"代表値"にする前に，データの分布の状況をグラフ化して，視覚的な方法で概要を把握することは重要である．

　ここでは最初に，データのグラフ表現のうち，データの概要を認識することが比較的容易であるヒストグラムについて述べる．

度数分布表・ヒストグラム

例 ある歯科大学生1学年（128名）のDMF歯数

Step1 データをそろえる

9	7	0	11	11	2	5	1	1	4
8	1	11	7	2	15	16	8	14	13
1	8	11	5	12	0	3	10	4	7
3	5	4	12	10	7	5	4	10	4
7	5	1	15	5	6	4	0	12	5
5	6	3	9	8	5	2	2	0	8
10	14	7	11	11	3	8	0	1	6
4	10	7	12	9	3	1	2	12	0
13	3	9	4	3	13	11	2	12	1
6	17	3	8	9	9	13	6	5	2
5	6	9	10	4	6	2	5	0	3
14	9	14	6	13	2	8	9	8	7
10	7	6	4	16	12	6	10		

語句 **代表値**：集団の特性を代表する数値で，平均値や中央値などがある．
　　　度数と度数分布：度数とは「出現する数」を意味し，特定の値をもった個体の度数の出現の様子を度数分布という．

Step2 グラフをつくる

1 データをもとに度数分布表をつくる

集計の第一歩として，以下の手順でデータから度数分布表をつくる．

①最小値と最大値を探す

　この例では，最小値が0，最大値が17である．

②階級（区分）の数と幅を決める

　階級数は，7〜15程度とするのが一般的とされており，データ数をnとしたとき，スタージェスの公式〔（log n／log2）＋1〕前後を目安にするとよいといわれている．ここでは，ひとまず階級数を8として，次に進める．

③階級幅は，（最大値−最小値）／階級数とする

　一般的にはこれを参考に決めている．この例では，2.125（最大値17÷階級数8）となるが，DMF歯数は，1歯きざみの整数で表す数量である．そこで，階級幅を2にして，再度階級数を決めると階級数は9となった．

④度数分布表を作成する

　ここでは，階級区間が0以上2未満というように表示する．これは，2や4といったデータがどの階級に属しているかをはっきりするために，記入したほうが望ましい．

⑤階級に含まれるデータの度数を数える

⑥度数を順次加えて，累積度数を算出する

階　級	度　数	相対度数%	累積度数	累積度数% （パーセンタイル値）
0以上〜 2未満	15	11.7	15	11.7
2　〜 4	18	14.1	33	25.8
4　〜 6	22	17.2	55	43.0
6　〜 8	19	14.8	74	57.8
8　〜10	18	14.1	92	71.9
10　〜12	15	11.7	107	83.6
12　〜14	12	9.4	119	93.0
14　〜16	6	4.7	125	97.7
16　〜18	3	2.3	128	100.0
合　計	128	100.0		

語句　**累積度数**：度数を階級ごとに順次加えた値．
　　　パーセンタイル値：各階級の累積度数が総累積度数の何％にあたるかを示した値．

2 ヒストグラム（度数分布図）をつくる

度数分布表をもとにして，以下の手順でヒストグラムをつくる．
① 横軸に，階級幅に従って2きざみの歯数を記入する．
② 縦軸の高さを各階級の度数に従って決める．
③ 正しいヒストグラムは棒の面積が階級度数に比例し，棒の合計面積が総度数に一致するように描く．外観的には棒グラフの仲間のようにみえるが，本質的には面積グラフに属する形式ということになる．

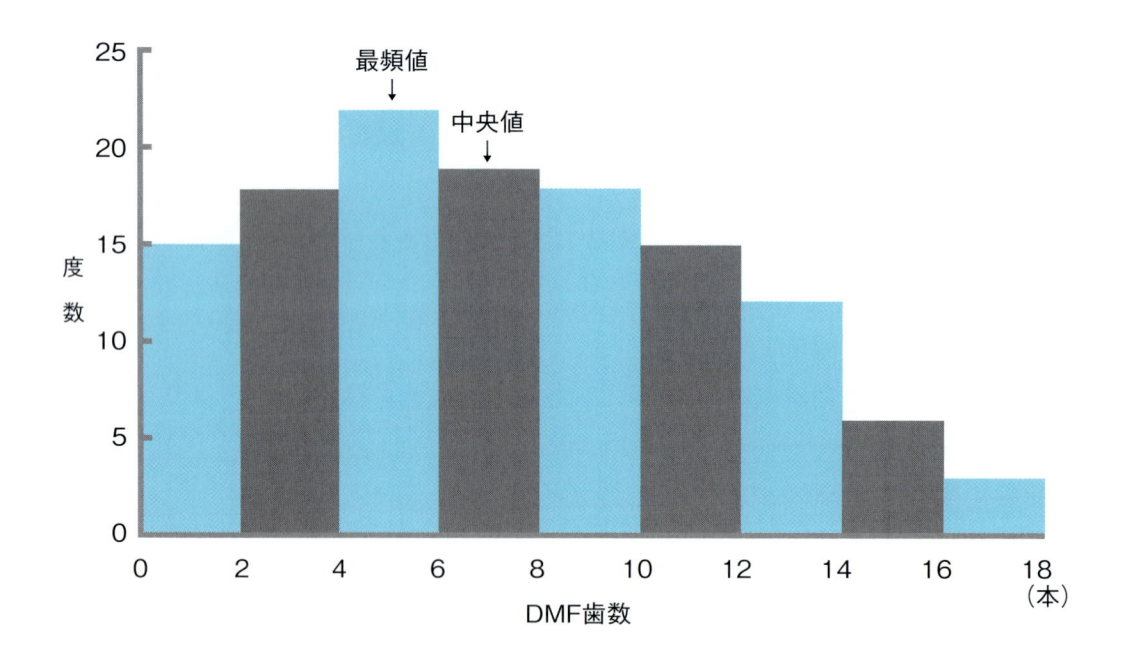

Step 3-1 データを解析する

　ヒストグラム（度数分布図）は，集団の特性を示す基本的な図である．DMF歯数別に何人の学生がそこに属しているかをみることができる．
　この例では，DMF歯数4～6本の学生が22名でもっとも多いことがわかる．もっとも多い人数を示すDMF歯数を最頻値とよんでいる．また，少ないほうから順番に並べた真ん中のDMF歯数を中央値とよんでいる．

語句　**最頻値**：もっとも多い度数をもつ階級．
　　　　　中央値：少ないほうから多いほうへ度数を並べたときの中央の階級．

3 累積度数曲線（パーセンタイル曲線）をつくる

度数分布表をもとにして，以下の手順で累積度数曲線をつくる．
①横軸に，階級幅に従って2きざみの歯数を記入する．
②縦軸の高さを各階級の累積度数値に従って，階級値の中央値（0～2の階級ならば1の位置）に点をつける．
③各階級の点を結ぶ．

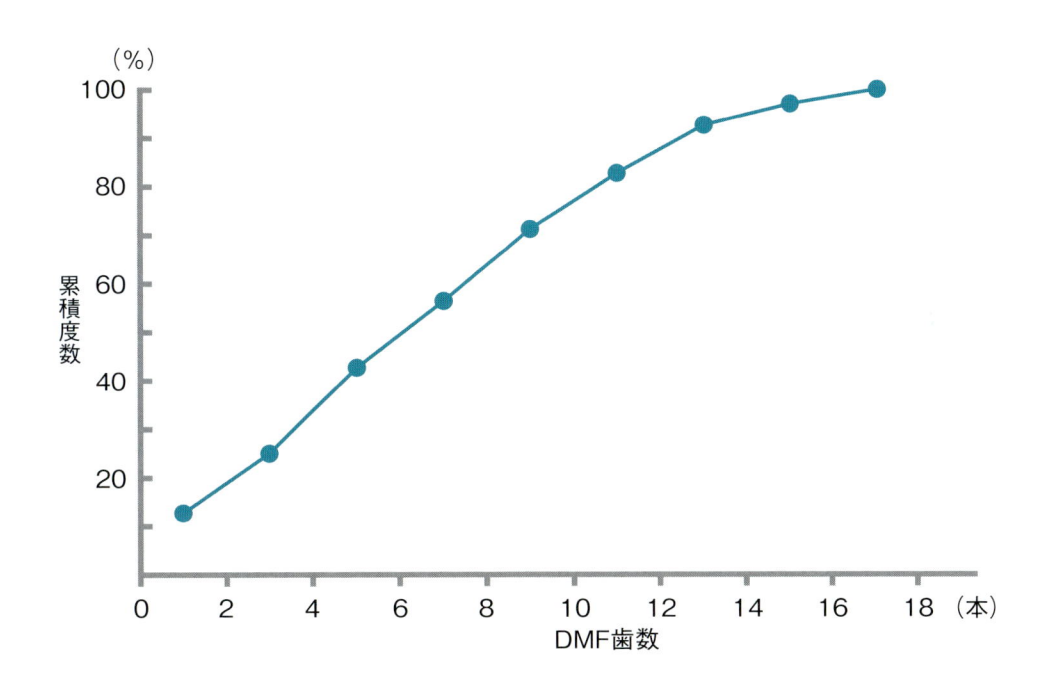

Step3-2 データを解析する

累積度数曲線（パーセンタイル曲線）は，各階級の度数を順次加えていき，合計総数（すべての度数の合計）を100%としたときに表されるグラフである．50パーセンタイル値がほぼ平均値になる．その他，成長・発育曲線にもよく用いられており，10パーセンタイル値以下や90パーセンタイル値以上では，保健指導の対象になることもある．

II 集団の違いを統計的に示す方法を知る

1 相関

2つの変数の関連性を探ることを**相関分析**という．一般に，**相関係数**を算出し，その統計学的有意性や値の大きさにより，関連性（相関関係）の有無や強さを評価する．

例 3歳児と12歳児のう蝕有病状況

「幼児のう蝕が多い地域は，学齢期のう蝕も多いのではないだろうか」と考えたとしよう．このとき，それぞれの事象を代表する指標として，幼児のう蝕有病状況については3歳児のう歯所有者率，学齢期は12歳児の一人平均う歯数を選択したとすると，解析すべき具体的な課題（仮説）は，「3歳児のう歯所有者率が高い地域ほど12歳児の一人平均う歯数が多い」ということになる．

Step1 データをそろえる

地域	12歳児の一人平均う歯数（本）	3歳児のう歯所有者率（％）	地域	12歳児の一人平均う歯数（本）	3歳児のう歯所有者率（％）
1	3.2	33	18	3.3	33
2	3.3	35	19	3.7	42
3	2.5	28	20	3.1	27
4	3.6	37	21	3.2	37
5	3.4	31	22	3.2	35
6	3	36	23	3.9	31
7	2.9	27	24	4.8	49
8	3.6	48	25	3.1	37
9	3.5	32	26	3.7	38
10	2.3	24	27	2.8	29
11	3.5	39	28	3.5	34
12	2.9	33	29	3.6	31
13	2.8	28	30	2.1	26
14	3.5	37	31	3.7	38
15	3.3	30	32	3.4	33
16	4	34	33	3	29
17	2.9	28	34	2.8	32

語句 **相関（関係）**：ある要因が変化すると，それにつれてほかの要因も変化するとき，その両者の関係をいう．
相関係数（r）：2つの要因がどれだけ関係しているかを表す値で，$-1 \leqq r \leqq 1$ の値をとる．$r = -1$ は完全な負の相関，$r = 1$ は完全な正の相関という．

Step 2 相関図（散布図）をつくる

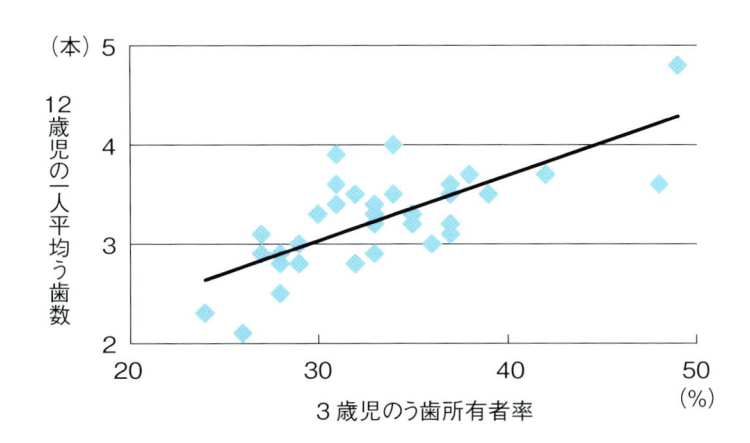

Step 3 データを解析する

　上の図は，ある県における34市町村の両指標による相関図である．このデータについて相関係数を算出してみると，$r = 0.5567$，$p < 0.001$であった．

　したがって，統計学的に有意な正の相関係数が得られたことから，この事例においては，3歳児のう歯所有者率が高い自治体ほど，12歳児の一人平均う歯数が多いという関係があることが検証された．

　このような関係は多くの地域で観察され，日常の生活習慣や保健行動と密接な関わりをもつう蝕の予防対策は，幼児と児童に対して別々に行うのではなく，地域単位に連携して進めるべきであることを示唆している．ただし，学校においてフッ化物洗口を実施しているなど，永久歯に対して特異的な予防対策を進めている自治体が多い場合には，両者の相関は弱まる．

　なお，個々のデータが点で示されているために，全体の傾向を明示するには，図のように**回帰直線**を引くとよい．

語句　**回帰直線**：相関図の各点の傾向を一つの直線で表したもの．

❷ χ^2（カイ2乗）検定

χ^2検定とは，データが2×2表などの分割表で計数値としてまとめられたとき，相関分析と同様に2項目間に関連性があるか否かを検定する方法である．

例　運動習慣と歯みがき習慣

身体の健康に日頃から気をつかっている人は，歯の健康にも気をつけているのではないだろうか，という仮説のもとに，保健行動と歯科保健行動の関連性を調べてみた．前者には「健康のために実行している運動習慣」の頻度，後者には「時間をかけて丁寧に行っている歯みがき」の頻度を指標として用い，成人男女を対象に調査したところ下表の結果を得た．

Step1　データをそろえる

区分		時間をかけて歯みがきを行う頻度（人）		
		週3日以上	週2日以下	計
運動習慣	週1回以上	209	585	794
	週1回未満	197	1,113	1,310
計		406	1,698	2,104

Step2　データを解析する

得られた結果に基づきχ^2値を算出したところ，$\chi^2 = 40.42$であり，この値は自由度1のχ^2分布表において$p < 0.001$であった．すなわち，両者の間に関連性がないという**帰無仮説**は**危険率**0.1％以下で棄却され，運動習慣と歯みがき習慣との間に関連性が認められた．

このような関係は，他の多くの保健行動や受療行動に関しても認められ，歯の健康づくりが身体の健康づくりの一環として行われるべきであることを示唆している．

語句　**帰無仮説**：検定の際に，最初に立てる仮説で，「差はない」「関係はない」など．この仮説を否定することで差や関係のあることを示す．
危険率：検定の際に用いられる間違いを起こす率をいう．$p < 0.05$は，「100回のうち間違いは5回より少ない」ことを意味している．

3 平均値の差の検定（t 検定）

2つの群の平均値に差があるか否かを検定するとき，t 検定が適用される．

例　障害者施設での OHI 分布

障害者施設での歯科保健活動計画を作成するため，2つの施設で各 25 名ずつに対して歯科健康診査を行ったところ，A 施設と B 施設では歯口清掃状態が異なるように感じられた．そこで，両施設の oral hygiene index（OHI）を調べ，平均値の差について検定を行った．

Step 1　データをそろえる

OHI	1.6	1.7	1.8	1.9	2	2.1	2.2	2.3	2.4	2.5	2.6	2.7	2.8	2.9	3	3.1	3.2
A 施設の人数	0	0	1	1	1	1	2	1	2	4	2	3	2	1	0	3	1
B 施設の人数	1	2	3	2	5	2	3	2	2	1	0	1	0	0	1	0	0

Step 2　グラフをつくる

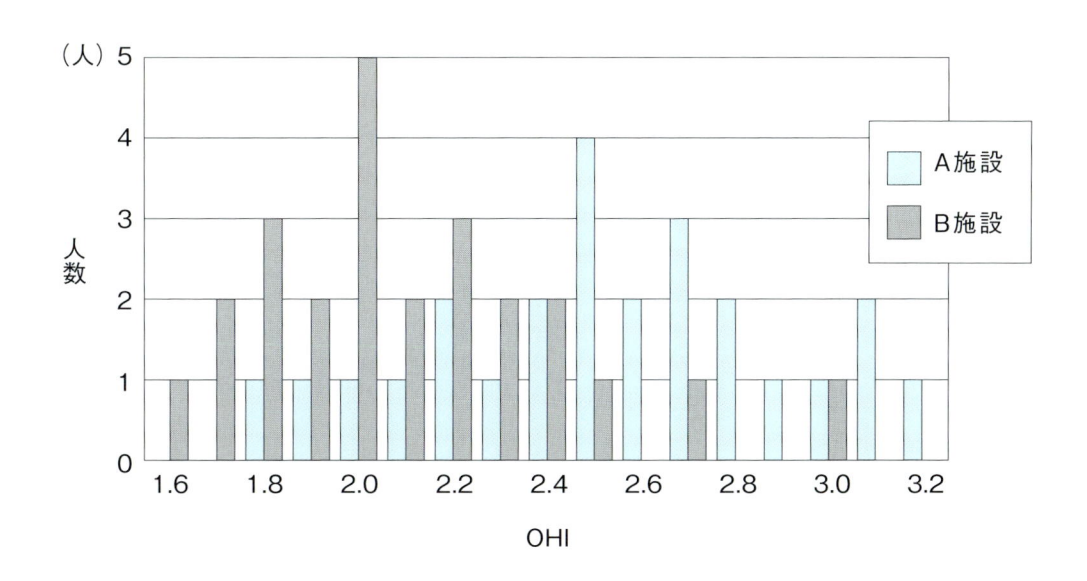

Step3 データを解析する

　各群の基本統計量から通法に従って t 値を求めると，$t = 4.36$ となり，この値は自由度 48 で，t 分布表において $p < 0.001$ であった．したがって，両群の平均値には差がないという帰無仮説は 0.1％以下の危険率で棄却され，A 施設のほうが B 施設よりも OHI の平均値が高いと結論づけることができる．

　両施設の通所者の障害の程度や従前から行ってきた保健活動の違いによって，このような差が生じることは少なくない．歯科保健活動計画を作成する際には，単に施設の概況を調査するだけでなく，試行的な歯科健康診査を併せて実施すると有効である．

■ 両施設の OHI の基本統計量

区分	A 施設	B 施設
平均値	2.54	2.10
分散	0.14	0.11
標準偏差	0.38	0.33
被験者数	25	25
自由度	48（25 ＋ 25 － 2）	

> **語句**　**分散**：集団の分布において，平均値からの広がりを意味する．標準偏差も同じ意味．
> 　　　　**自由度**：検定の際に使用される特殊な数値で，各検定ごとに求め方は異なっている．

❹ リスク分析──相対危険度

ある危険因子（リスク，リスクファクター）をもつ集団と，もたない集団の疾患の発生率の比を相対危険度という．危険因子をもつことによって発生率が何倍になるかを示し，危険因子の強さを表す指標として用いられる．

例　甘いお菓子の摂取習慣と3歳までのう蝕罹患状況

甘味食品の頻繁な摂取が，1歳6か月以後3歳までのう蝕罹患に対してどの程度の危険因子となっているかを調べる目的で，1歳6か月の時点でう蝕に罹患していない幼児300人に対して**コホート研究**を行い，3歳児歯科健康診査の結果と対比した．

Step1　データをそろえる

1歳6か月児歯科健診の状況		3歳児歯科健診の状況(人)		計(人)
項目	区分	う蝕なし	う蝕あり	
甘いお菓子を	習慣なし	157	78	235
ほぼ毎日食べる	習慣あり	28	37	65
計		185	115	300

Step2　データを解析する

1歳6か月の時点で甘いお菓子をほぼ毎日食べる習慣のなかった者では，235人中78人（33.2％）が3歳までにう蝕に罹患しているのに対し，ほぼ毎日食べていた者は65人のうち37人（56.9％）がう蝕に罹患していた．したがって，相対危険度は両群の発生率の比により，0.569 ／ 0.332 ＝ 1.71 となる．このとき $\chi^2 = 11.44$，$p < 0.001$ となり，習慣の有無によるう蝕有病状況に差がない（すなわち相対危険度＝1）という帰無仮説は棄却されるが，ここでは相対危険度の有意性だけではなく，値そのものにも関心があるので，算出された値が取り得る範囲も併せて把握する必要がある．95％信頼区間を通法に従い，算出すると 1.30 ～ 2.27 であり，この習慣の相対危険度が取り得る値の範囲がわかる．

この結果，本事例は「1歳6か月の時点で甘いお菓子をほぼ毎日食べる習慣のある子どもは，その習慣がない子どもに比較して，3歳までにう蝕に罹患する確率が1.7倍（1.30 ～ 2.27 倍）高い」という結論が得られる．

語句　**コホート研究**：ある要因の有無によって，将来どのような変化が生ずるかを追跡し，観察する研究方法．

5 リスク分析——オッズ比

　ある事象が起こる確率と起こらない確率の比をオッズという．危険因子をもつ群ともたない群の疾病罹患オッズの比，あるいは，ある疾患をもつ者（患者群）が危険因子をもっているオッズと疾患をもたない者（対照群）が危険因子をもっているオッズの比をオッズ比という．相対危険度と同様に危険因子の強さを表す指標であるが，相対危険度がコホート研究に適用されるのに対し，オッズ比はおもに患者対照研究で用いられる．

例　5歳までのう蝕罹患と夕食時にテレビをみる習慣

　4，5歳の時期にう蝕が急増する者のリスク要因を調べる目的で，保育所において，3歳まではう蝕がなく5歳までの間に5歯以上う蝕に罹患した者（患者群：多数う蝕罹患群）と，5歳までう蝕のない者（対照群）に対して，3歳以降5歳までの生活習慣などに対してアンケート調査を行った．その結果，「夕食時にいつもテレビをつけているか」という質問に対しては以下のような回答状況であった．

Step1　データをそろえる

区　分	ほぼ毎日（人）	ときどき（人）	計（人）
患者群	34	14	48
対照群	29	31	60
計	63	45	108

語句　**患者対照研究**：疾患のある者とない者で，ある特定の要因をもっているか否かを調べる研究方法．

Step 2　データを解析する

　患者群と対照群のほぼ毎日テレビをみている者の率は，それぞれ 34 ／ 48 ＝ 70.8％，29 ／ 60 ＝ 48.3％であり，両者の違いは $\chi^2 = 4.667$ ，$p = 0.031$ であり統計学的に有意であった．このときのオッズ比は，2.59，95％信頼区間は 1.59 〜 4.24 となる．

　この結果は，夕食時にテレビをみる習慣はう蝕多発の危険因子の一つであることを示すものだが，一般に患者対照研究では，特定の仮説を検証することを目的とする場合と，可能性のある仮説を見出すことを目的とする場合がある．この事例は後者の研究の一部であり，危険因子と思われる多数の項目について同時に調査し，各項目のオッズ比の大きさにより，危険因子の強さを比較したものである．

　夕食時のテレビ視聴はう蝕の直接的な原因とは考えられないので，この結果を歯科保健教育などに活用するためには，各調査項目との関連性を検討する必要がある．本事例では，この項目と食事や間食の時間，家族の食事に対する意識などとの間に相関が認められ，夕食時のテレビ視聴の習慣は，家庭での食生活の規則性やけじめの習慣を反映していた．

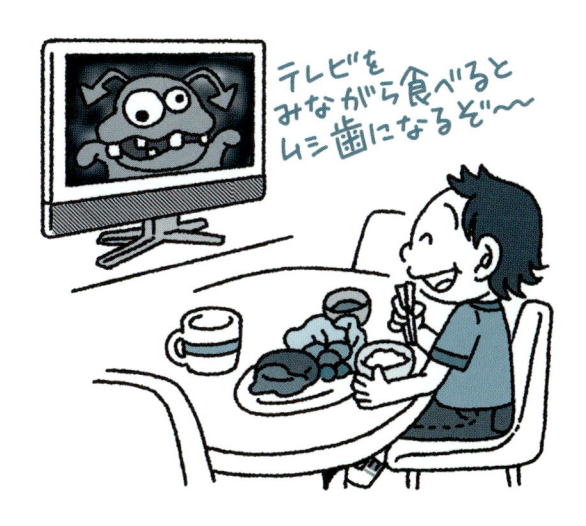

付 1 　探索的データ解析——箱ひげ図

　　数値データを解析する場合，数理的な取り扱いが容易であるため，生のデータをよく吟味せずに平均値や標準偏差，相関係数などを求めてしまうことがある．しかし，このようなデータの要約により，意味のある個々のデータの存在を見失ってしまうことや，極端なはずれ値によって平均値などの代表値が影響を受けていることに気づかないこともある．生のデータをできるだけ単純に図に表し，データの構造を解析しようとするのが**探索的データ**解析の考え方であり手法である．

例　3歳児のう蝕有病者率の市町村分布

　ある県の3歳児の市町村別のう蝕有病者率が，どの程度ばらついているかをみることにした．

Step 1　グラフをつくる

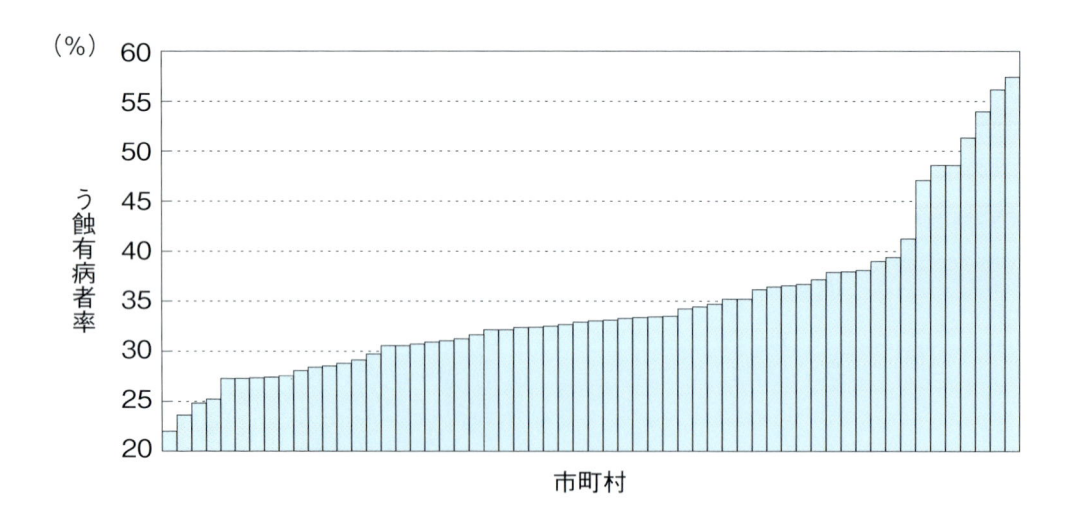

■ 箱ひげ図による要約

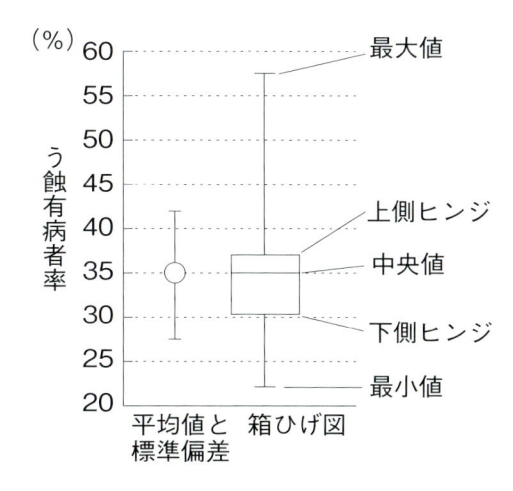

(図：平均値と標準偏差、箱ひげ図。縦軸「う蝕有病者率(%)」20〜60。箱ひげ図の各部に「最大値」「上側ヒンジ」「中央値」「下側ヒンジ」「最小値」のラベル)

Step2　データを解析する

　県全体の有病者率は全体の集計から32.8％と算出されたが，図をみると市町村によって大きな差があることがわかる．このため，分布状態を把握するために平均値と標準偏差を求めたところ，34.8±7.7％であった．しかし，平均値と標準偏差だけでは図に示されたばらつきの程度は十分に表現されていない．また，平均値は一部の有病者率の高い自治体に影響を受けているようにみえる．

　探索的データ解析ではこのような場合に「**箱ひげ図**」を作成してデータの構造を表現する．すなわち，最大値，最小値，中央値，下側ヒンジ（第一4分位点：中央値と最小値の間の中央値），上側ヒンジ（第三4分位点：中央値と最大値の間の中央値）の5つの数を求め，図のように表す．

　箱型に示された上下のヒンジの間に中央値が示され，ヒゲの長さがレンジを表している．全体の50％のデータがわずか7％程度の上下ヒンジ間に分布しているのに対し，上位の1/4は20％程度の間に広く分布していることがわかる．

　このように「箱ひげ図」ではデータの構造が視覚的に表示され，過去のデータや別の群との比較の際などに多くの示唆が得られるようになる．特に正規分布しない例に対して有用な手法である．

語句　**レンジ**：（最大値）−（最小値）：値の幅をいう．

付2 探索的データ解析——パーセンタイル曲線

例　一人平均現在歯数

　図は，成人の一人平均現在歯数を年齢別に結んだものである．50歳を過ぎると傾きがやや強くなる傾向がみられるが，それ以上の詳しい情報は読み取れない．

Step1　平均値曲線で表現してみる

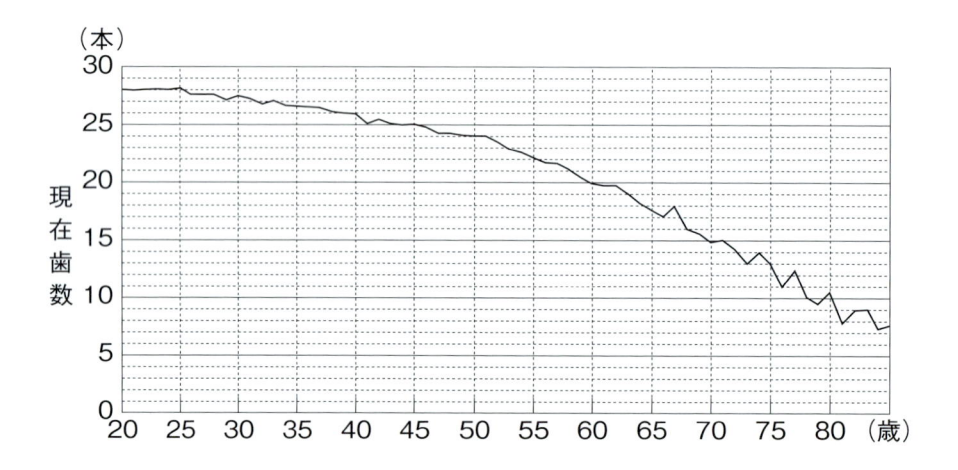

Step2　パーセンタイル曲線でみてみる

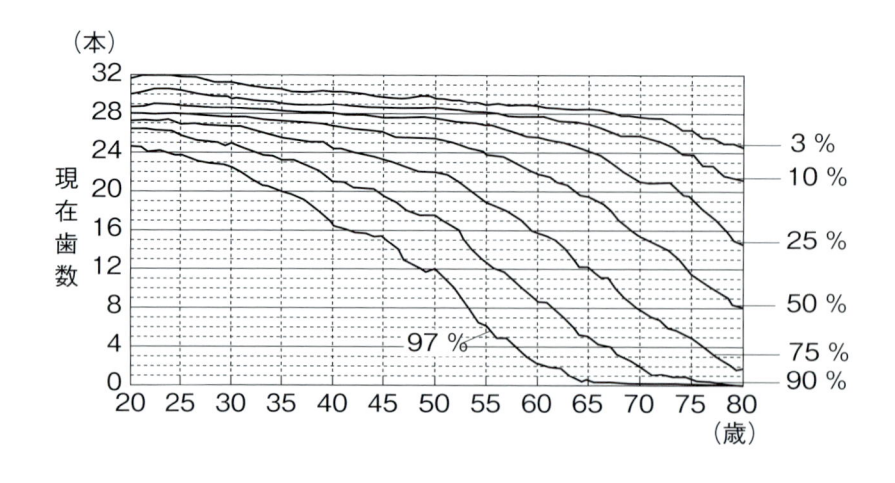

Step3 データを解析する

　探索的データ解析では，**パーセンタイル値**（百分位数）がよく用いられる．パーセンタイル値は，全体を値の大きさの順に並べたとき，下からX％にあたるところをXパーセンタイル値とするもので，25・50・75パーセンタイル値はそれぞれ上の事例の第一4分位点，中央値，第三4分位点に相当する．母子健康手帳に記載されている成長発育曲線もこのパーセンタイル値から作成されており，**パーセンタイル曲線**と呼ばれている．

　現在歯数のパーセンタイル曲線は，一人平均現在歯数の調査データから年齢別のパーセンタイル値を求めて作成したものであり，3％の線は3パーセンタイル，10％の線は10パーセンタイルの人の現在歯数を示している．分布の広がりや偏りがわかりやすく表現されていることから，平均値を結んだだけの場合よりも多くの情報に富み，現在，歯科保健指導用教材としても活用されている．

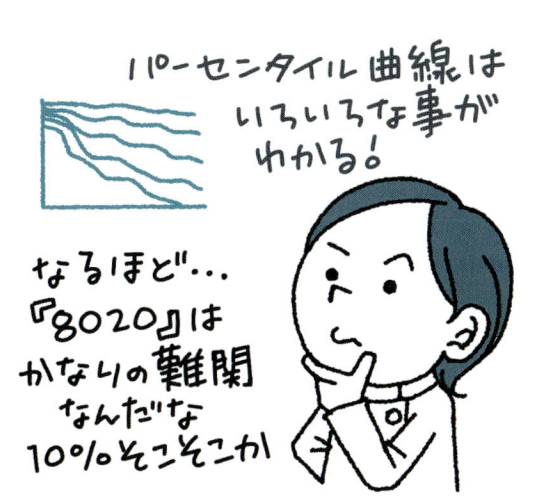

第4章
歯科の指標をマスターする

I 疾患数量化の基本概念

❶ 数量化

う蝕や歯周疾患などの状態を数字に置き換えることを数量化という．たとえば，う蝕であれば通常，歯を単位として「う歯何歯」という数字の形で表現することをいう．しかし，複雑な様相を呈するう蝕が，このように単純な形で表現されてしまうことからもわかるように，数量化とは，観察すべき実体の全体像を数字に置き換えるのではなく，その事象のある側面だけを数字に置き換えることなのである．

❷ 指　数

数量化との関連で指数化がある．これは，ある現象や状態を1つの基準に対して比較できるように数字に置き換えることであり，置き換えた数字を指数（index）という．100を基準として表すのが百分率であり，そのほか，率や比はすべて指数の範囲に入る．

❸ 指　標

指標は，ある事柄を表す「ものさし」である．通常，われわれが口腔の健康状態を評価する場合，包括的な評価をすることは困難であり，ある特定の項目について評価することが多い．たとえば，う蝕を指標とし，口腔内状況を評価することがある．しかし，この場合，歯周組織の状況や歯口清掃状況については言及していない．このことを理解したうえで指標を用いることが必要である．歯科領域では，「う蝕に関する指標」，「歯周疾患に関する指標」，「口腔清掃状態に関する指標」，「歯のフッ素症に関する指標」などがあり，それぞれの表現方法が用いられている．

II う蝕に関する指標

う蝕は蓄積性の疾患であることから，**断面調査**によって過去の経験を知ることができる．このことを考慮して，Klein ら（1938）が総う蝕経験量としての DMF という概念を提案した．すなわち，未処置のう蝕歯だけでなく，過去にう蝕を処置されたり，う蝕のために抜去されたものを含んだ指標であり，これはう蝕の指標独特のものといえる（**表1**）．

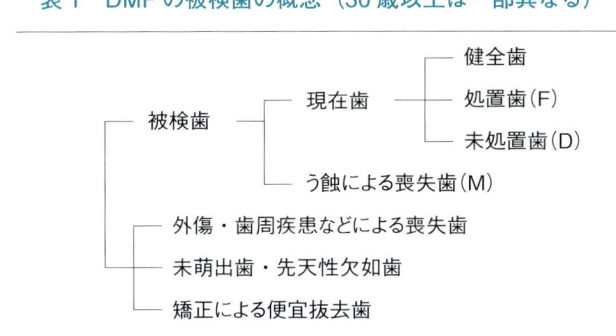

表1 DMF の被検歯の概念（30歳以上は一部異なる）

```
                              ┌─ 健全歯
             ┌─ 現在歯 ───────┼─ 処置歯（F）
             │                └─ 未処置歯（D）
被検歯 ──────┼─ う蝕による喪失歯（M）
             ├─ 外傷・歯周疾患などによる喪失歯
             ├─ 未萌出歯・先天性欠如歯
             └─ 矯正による便宜抜去歯
```

1 DMF index

1．永久歯：DMF

D：decayed teeth の略．未処置のう蝕永久歯
M：missing teeth の略．う蝕による喪失永久歯
F：filled teeth の略．う蝕が原因で処置された永久歯（ただし，二次う蝕は D に含める）

2．乳　歯：def, dmf, df

d：decayed deciduous teeth indicated for filling の略．未処置のう蝕乳歯
e：decayed deciduous teeth indicated for extraction の略．う蝕が原因で抜去が必要とされる乳歯
m：missing deciduous teeth because of caries の略．う蝕による喪失乳歯．特に早期喪失歯で5歳未満児に用いられる．
f：filled deciduous teeth の略．う蝕が原因で処置された乳歯

〈DMF index を使用するにあたっての留意点〉
1．永久歯と乳歯を区別するために，永久歯には大文字（DMF）を，乳歯には小文字（demf）を用いて，混同を避ける．
2．う蝕による喪失歯の適用は30歳までで，それ以上の対象者には問診して喪失理由を聞く必要がある（WHO）．また，矯正治療のために便宜的に抜去された歯や，外傷によって失った歯は喪失歯に含まない．
3．未処置のう蝕の診断基準はそれぞれの分野で若干異なり，その程度も異なるので，DMFの数評価には注意が必要である．
4．defの概念は，乳歯列における喪失歯はう蝕によるものなのか，生理現象として脱落したものか不明であるために，現在歯のみから得られる情報に価値があるものとして，Gruebbel（1944年）が提案した．

❷ う蝕に関する表現法

う蝕に関する表現は歯，歯面，または人（個人・集団）を単位として表すことができる．

1．永久歯列
1）DMF率（DMF rate）

$$\text{DMF者率} = \frac{\text{DMF歯の保有者数}}{\text{総被検者数}} \times 100$$

〔う蝕有病率，う蝕経験者率，罹患者率，DMF歯所有者率と同義〕

$$\text{DMF歯率} = \frac{\text{DMF歯の合計}}{\text{総被検歯数（喪失歯を含む）}} \times 100$$

〔う歯率，う蝕経験歯率と同義〕

$$\text{DMF歯面率} = \frac{\text{DMF歯面の合計}}{\text{総被検歯面数（喪失歯面を含む）}} \times 100$$

〔う蝕歯面率，う蝕経験歯面率と同義〕

2）DMF指数（DMF index）

$$\text{DMFT指数} = \frac{\text{DMF歯の合計}}{\text{総被検者数}}$$

〔1人平均DMF歯数（1人平均う蝕歯数）と同義．DMFTのTはpermanent teeth（永久歯）の略〕

$$\text{DMFS指数} = \frac{\text{DMF歯面の合計}}{\text{総被検者数}}$$

〔1人平均 DMF 歯面数（1人平均う蝕歯面数）と同義・DMFS の S は permanent teeth surfaces の略〕

2．乳歯列

1）dmf 率（dmf rate），def 率（def rate）

$$\text{dmf歯率} = \frac{\text{dmf歯の合計}}{\text{総被検歯数（喪失歯を含む）}} \times 100$$

〔5歳未満の小児に適用（FDI）〕

$$\text{def歯率} = \frac{\text{def歯の合計}}{\text{総被検歯数}} \times 100$$

〔5歳以上の小児に適用（FDI）〕

$$\text{def者率} = \frac{\text{defのいずれか1歯以上の所有者数}}{\text{総被検者数}} \times 100$$

2）dmft 指数（dmft index），deft 指数（deft index）

$$\text{dmft指数} = \frac{\text{dmf歯の合計}}{\text{総被検者数}}$$

〔5歳未満の小児に適用（FDI）．1人平均 dmf 歯数と同義〕

$$\text{deft指数} = \frac{\text{def歯の合計}}{\text{総被検者数}}$$

〔5歳以上の小児に適用（FDI）．1人平均 def 歯数と同義〕

$$\text{dft指数} = \frac{\text{df歯の合計}}{\text{総被検者数}}$$

〔喪失歯が生理的に脱落したのか，う蝕により抜去されたのか，曖昧な歯列に適用（WHO）〕

③ 第一大臼歯の健康度に関する指標（dental health capacity：DHC）

小児の歯の健康の程度を知るために考案されたものである．その代表歯として上下顎の4本の第一大臼歯を用いる．すなわち第一大臼歯の健康度は，う蝕や処置の大きさにより機能的に減少するであろうという考え方から評価する．

❹ relative increment of decay index（RID index）

　これは通常，1年間のう蝕増加量を数量化するためのもので，歯面率で算出する．

❺ 根面う蝕に関する指標

　通常は，根面う蝕を有する者の率や一人あたりの根面う蝕歯数で評価されるが，根面う蝕独自の指標としては，root caries index（RCI）（Katz，1980年）があり，しばしば評価に使われている．

$$\text{RCI}(\%) = \frac{根面う蝕（未処置・処置を含む）を有する歯数}{露出根面を有する歯数} \times 100$$

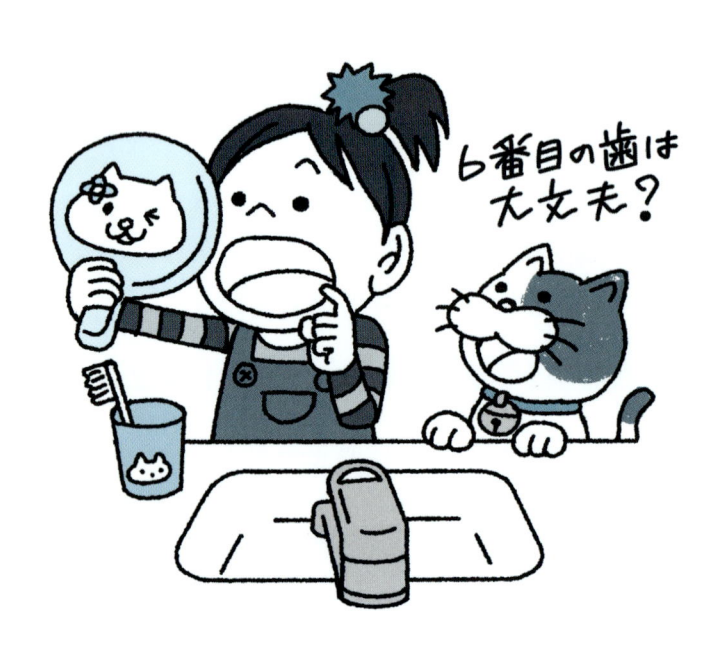

III 歯周疾患に関する指標

　歯周疾患に関する指標は，「初期の歯肉炎」から「進行した歯周炎」に至る過程をさまざまな段階でとらえるために，数多くの指標が考案されている．これらの指標は，
　①歯肉炎をおもに評価するもの
　②歯周炎をおもに評価するもの
　③両者を同時に評価するもの
である．これらはいずれも数量化して，評価される．

　診査はおもに視診または歯周ポケットプローブによる．臨床的概念にとらわれずに，診査基準に従うべきである．

1 歯肉炎に関する指標

1．PMA index（Schour & Massler，1948 年）

歯肉における炎症の広がりの程度を評価する指標である．

1）診査基準

該当する部位に炎症が存在する場合，各単位に 1 点を付与する．

2）診査部位

$\frac{3\mid3}{3\mid3}$ の唇側歯肉部の 34 カ所が，前歯部法として一般的に用いられている．しかし，

$\frac{7\mid7}{7\mid7}$ の唇・頬側歯肉部を診査する全歯法でもよい．

3）評価方法（前歯法）（図 1）

最高値は P $\frac{5}{5}$，M $\frac{6}{6}$，A $\frac{6}{6}$ の 34 点，最低値は 0 である．

4）PMA index の特徴

　①若年者層の歯肉炎または軽度の歯周炎の疫学調査に適している（特に小児期に最適）．
　②歯周組織の破壊の程度に対する評価に欠ける．
　③簡便な方法として有用性は高い．
　④罹患範囲の指数である．

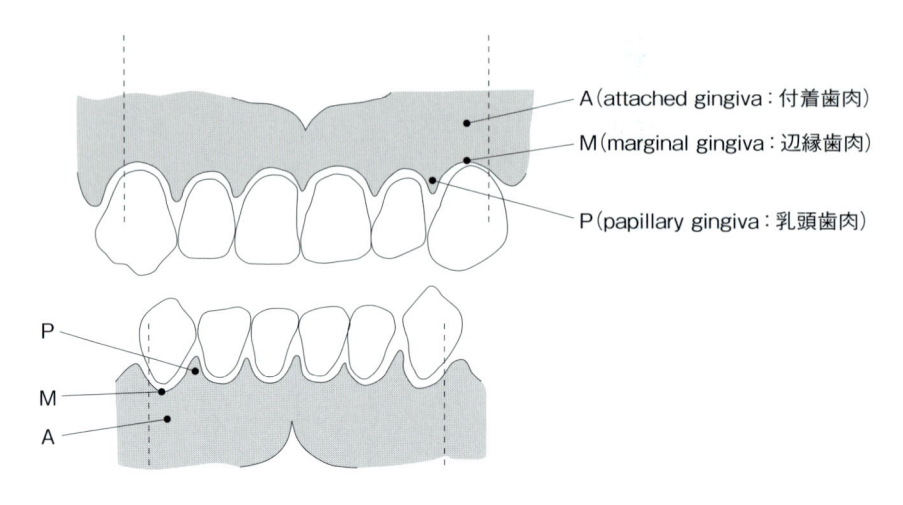

図1　PMA index の歯肉単位（前歯部のみ）

2．gingival index（GI）（Löe & Silness，1963年）

歯肉の炎症の広がりの程度と炎症の強さを同時に評価する方法として考案された．

1）診査基準（表1）

表1　GIの診査基準および点数

点数	診　査　基　準
0	正常歯肉 　色はピンク色または青みを帯びたピンク色 　歯肉表面を乾燥させると光沢を失う 　ポケット探針で触診して堅固 　スティップリングの程度および歯肉縁の位置は多様
1	軽度歯肉炎 　正常歯肉に比べてわずかに赤みが強いか，または青みがかった赤色を呈する 　辺縁部にわずかに浮腫を認める 　歯肉溝入口部で無色の歯肉溝滲出液を認める 　歯肉内縁に沿ってプローブを滑走させても出血を認めない
2	中等度歯肉炎 　色調は赤色または赤みがかった青色 　歯肉表面は乾燥後にも光沢がある 　浮腫による辺縁部の拡張 　歯肉内縁に沿ってプロービングすると出血をみる
3	高度歯肉炎 　色は著明な赤色または赤みがかった赤青色 　腫張がみられる 　自然出血の傾向 　潰瘍形成
診査基準の要約	
	点数 　　　　炎症なし……………………0 　　　　　　　　軽　度……………………1 　　　歯肉炎←中等度＋圧迫出血……2 　　　　　　　　強　度……………………3

2）診査部位

$\dfrac{6\ \ 2}{4}\bigg|\dfrac{4}{2\ \ 6}$ の 6 歯．診査単位は，6 歯のそれぞれ頰・舌側，近・遠心側の 4 歯面について行う（**図 2**）．

歯種＼面	$6\rceil$	$2\rceil$	$\lceil 4$	$\lceil 6$	$2\rceil$	$\lceil 4$	平均GI
頰側							
近心							
舌側							
遠心							
平均GI							

歯肉部位（歯肉単位）別 GI＝歯の周囲 4 カ所の歯肉単位のそれぞれに 0，1，2，3 のスコアを与える

図 2　GI 評価のチャート

3）評価方法

$$個人のGI = \dfrac{各歯のGIスコア値の合計}{被検歯数}$$

$$集団のGI = \dfrac{各人のGIスコア値の合計}{被検者数}$$

$$歯種別GI = \dfrac{各歯面ごとのGIスコア値の合計}{4}$$

$$歯群別GI = \dfrac{歯群に属する各歯のGIスコア値の合計}{被検歯群歯数}$$

（最高値 3，最低値 0）

4）GI の特徴

①炎症の広がりの程度は特定歯のそれぞれ頰・舌側，近・遠心側の 4 歯面を診査することにより評価する．

②炎症の強さは，点数 0，1，2，3 によって評価する．

❷ 歯周炎に関する指標

1．periodontal index（PI）（Russell，1956年）

歯肉炎とともに，かなり進行した歯周疾患を評価するために考案された指標である．

1）診査基準（表2）

表2　PIの診査基準および点数

点数	一般集団検診の診査基準	X線所見を加味した診査基準
0	無変化 歯周組織の炎症や支持組織の破壊に基づく機能消失，いずれも認めず	異常なし
1	軽度の歯肉炎 遊離歯肉に明らかな炎症を認めるが，歯周全域には波及せず	
2	歯肉炎 炎症は完全に歯周を取り巻くが，上皮付着の明らかな破壊を認めず	
4	（一般集団検診に用いず）	歯槽骨頂における初期の鋸歯状吸収
6	歯周ポケットを伴う歯周炎 上皮付着は破壊され，歯周ポケット形成を認める（ただし，腫脹によって深さを増したものではない）．咀嚼機能に障害は認められず，骨植は強固で動揺はない	歯槽骨頂に水平骨吸収が認められ，歯根長1/2以内に及ぶ
8	咀嚼機能障害を伴う破壊程度の強いもの 歯は弛緩動揺し，ピンセット打診により濁音を発し，上下動する	骨消失は進み，歯根長1/2を越え，歯根膜腔の拡大を著明に認める．歯根吸収や，根端希薄化の認められることがある

一般集団検診の診査基準の要約

```
                                         点数
変化なし ……………………………………… 0
歯肉炎が歯周の全域を  < 取り囲まない …… 1
                       取り囲む    ┐
                                   ├ …… 2
                       ない        ┘
ポケット形成が         <
                       ある        ┐
                                   ├ …… 6
                       ない        ┘
咀嚼機能の障害が       <
                       ある …………………… 8
```

注：疑わしい場合は低い点数をとる．X線診査を併用する場合は4点を追加する

2）診査部位

全歯または $\frac{7+7}{7+7}$

現存する全歯を診査し，点数を与える．ただし第三大臼歯の萌出途上などでは評価に影響が出るため，これを除くことがある．

3）評価方法

個人のPI：現在歯に与えられた平均点数.

$$個人のPI = \frac{点数の合計}{現在歯数} \quad （最高点8, 最低点0）$$

集団のPI：個人の点数の和を総人員で除した平均点数.

$$集団のPI = \frac{全個人の点数の合計}{総被検者数} \quad （最高値8, 最低値0）$$

個人,集団の罹患強度,罹患範囲が算出できる.

4）PIの特徴

①全年齢層を対象とすることができる.特に成人・高齢者層の疫学調査に適している.
②歯周炎に重きをおいた指標である.
③有用性が高いため広く普及している.特に歯周疾患の指標の基礎となっている.
④通常の調査ではX線診査は併用しない.

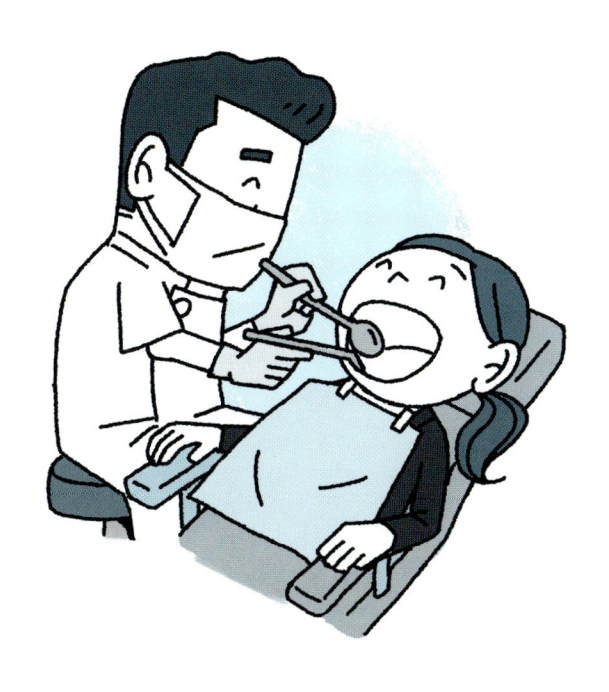

2．periodontal disease index（PDI）（Ramfjord，1959年）

歯周疾患の評価を，特定6歯で全口腔を代表させる方法である．

1）診査基準（表3）

表3　PDIの診査基準および点数

Ⅰ 歯肉の炎症	0：炎症を認めず 1：軽度より中等度の炎症を認めるが，歯周全域に及ばない 2：軽度よりかなり強い炎症が歯周全域に広がる 3：明らかな発赤，出血傾向，潰瘍化を伴う強い炎症症状を示す
Ⅱ 歯周ポケット	4：歯周ポケットが3mm以内のもの 5：歯周ポケットが3〜6mm以内のもの 6：歯周ポケットが6mm以上のもの

診査基準の要約

```
                                                                点数
炎症を認めず……………………………………………………………0
ポケット底がセメント-エナメル境より歯冠側にある
          ┌ 炎症が歯周全域を ┌ 取り囲まない……1
  歯肉炎 ─┤                  └ 取り囲む…………2
          └ 発赤・出血傾向，潰瘍形成………………3
ポケット底がセメント-エナメル境より根側にある
                    ┌ 3mm以内 ………………………4
  ポケット深が ─────┤ 3〜6mm …………………………5
                    └ 6mm以上 ………………………6
```

＊連続的に評価する

2）診査部位

$$\frac{6}{4}\ \frac{}{1}\ \Big|\ \frac{1}{}\ \frac{4}{6}$$

の6歯（歯周ポケットの計測は，①唇・頰側中央部，②近心頰側歯間部，③代替歯は通常用いない）．

3）評価方法

個人のPDI ＝ 点数の合計 / 被検歯数（通常6）　　（最高値6，最低値0）

集団のPDI ＝ 全点数の合計 / 総被検者数　　（最高値6，最低値0）

4）PDIの特徴

①歯周ポケット深を重視し，セメント-エナメル境を計測の基点とする．
②歯周ポケットの深さによって，加算調整する．
③そのため多少の熟練を必要とする．
④術式上，大数例の調査には多少の難点がある．
⑤部分診査法のもととなった基準である．

3．gingival bone count（GB count）（Dunning & Leach，1960年）

歯肉炎と骨消失の程度を評価する方法として考察された．本法はGingival Score（G score）とBone Score（B score）を足したもので評価する．

1）診査基準（表4）

表4　GB countの診査基準および点数

Ⅰ　歯肉炎に関する点数
0：変化なし
1：遊離歯肉（乳頭，辺縁）を含む軽度の歯肉炎
2：遊離歯肉，付着歯肉の中等度の歯肉炎
3：腫脹，出血傾向を伴う重症の歯肉炎

Ⅱ　骨消失に関する点数（X線診査による）
0：骨消失なし
1：初期の骨吸収または歯槽骨頂の楔状吸収（2mm以内）
2：歯根長1/4に及ぶ骨消失，または一側の歯周ポケット形成が歯根長の1/2以内
3：歯根長1/2に及ぶ骨消失，または一側の歯周ポケット形成が3/4以内，軽度の動揺
4：歯根長3/4に及ぶ骨消失，または一側の歯周ポケット形成が根端に及ぶ中等度の動揺
5：完全な骨消失，著明な動揺

2）診査部位

全歯．

3）診査方法

①歯周ポケットの程度はプロービングによる．
②骨消失の程度は咬翼法X線診査による．

4）評価方法

$$\text{G Score} = \frac{\text{歯肉炎の点数の合計}}{\text{被検歯数}} \qquad （最高値3，最低値0）$$

$$\text{B Score} = \frac{骨消失の点数の合計}{被検歯数} \quad （最高値5，最低値0）$$

$$\text{GB Count} = \text{G Score} + \text{B Score} \quad （最高値8，最低値0）$$

$$集団のGB\ Count = \frac{GB\ Countの合計}{総被検者数}$$

community periodontal index（CPI）について

　この指標は，WHOの推奨するものであるが，近年，大幅に変更されたため，本書では変遷も含めて別途解説する．

　歯周疾患の指数は当初，歯周疾患の状態を適切に記録することがおもなねらいであったが，CPITN（地域歯周疾患治療必要度指数）は症状の記録もさることながら，集団の処置ニーズを計量することを最終的なねらいとして考案された．そしてその後，CPI（地域歯周疾患指数；WHO1982：以下，CPI従来法）として地域の歯周疾患の有病状況の比較に用いられてきた．

　しかし，2013年にWHOが新しいCPIを提唱したため，ここでは，混乱を避けるために，CPI（WHO，2013年）を中心に解説する．

1．CPI（WHO，2013年）
1）特　徴
- CPIプローブ（**図1**）を用い，歯肉出血と歯周ポケットの2つの指標で評価する．
- 15歳以上の全年齢層に適用できるように配慮されている．
- 集団における歯周疾患の処置ニーズをはかるため，要処置者のスクリーニングあるいは集団保健計画に活用することができる．

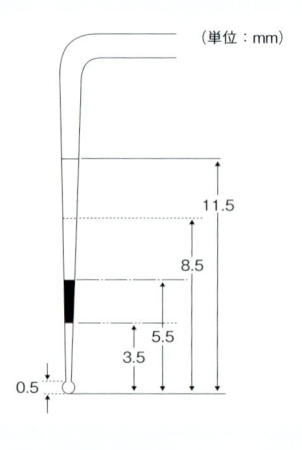

図1　WHO指定の歯周プローブの拡大図

2）診査方法
① WHO指定の歯周プローブ（CPIプローブ）を用い，適度の圧（20g以下）で計測する．
②プローブの先端を歯肉溝あるいは歯周ポケット内へ挿入し，全周にわたって診査し，その最高値（歯単位）を記録する．
③現在歯すべてをプロービングし，該当欄にスコアを記入する．15歳未満の若年対象者の歯周ポケットは記録しない．

3）歯肉出血と歯周ポケットスコアの評価基準
歯肉出血スコアと歯周ポケットスコアの評価基準を以下に示す（図2，表1，2）．歯周ポケットスコアと歯肉出血スコアは独立して評価する．なお，歯石の存在は，それ自体が疾病でないため記録しない．

4）集 計
①歯肉の健康状態は，人単位では，プロービング時出血のない（スコア0）者とプロービング時出血のある（スコア1）者の人数とパーセントで表す．また，歯単位では，スコア1の歯とスコア0歯の数とパーセントで表す．
②特定のポケットスコアを有する成人の罹患状態は，各スコア（0～2）の者の人数とパーセントによって表される．
③歯周疾患の罹患強度は，各スコア（0～2）の歯の数とパーセントによって示される．
①～③などを用いて集団保健計画などに利用する．

CPI（WHO，2013年）では，全歯における歯周疾患のスコアを記録するが，調査者がCPI従来法による実際の知見と比較する場合には，分析は代表歯のみに限って行ってもよいとされている．

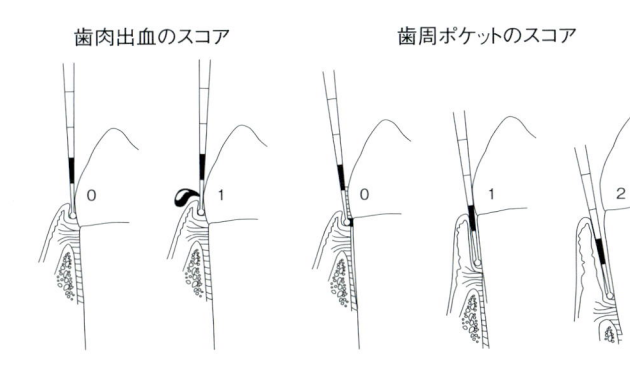

図2　診査基準

表1　歯肉出血のスコア

スコア	基　準
0	健全
1	プロービングによる歯肉出血

表2　歯周ポケットのスコア

スコア	基　準
0	健全
1	ポケットの深さ4～5mm
2	ポケットの深さ6mm以上

※除外歯は9，歯がない場合はXのスコアを記入する．

2．CPI 従来法（WHO, 1997 年）

　地域における歯周組織の健康状態を歯肉出血，歯石，歯周ポケットの深さの3指標で，WHO指定の歯周プローブを用いて評価する．診査部位は6分画法および代表歯法がある．

1）診査基準（表3，図3）

2）診査部位

　6分画（sextants）の設定

$$\frac{7—4}{7—4} \Big| \frac{3—3}{3—3} \Big| \frac{4—7}{4—7}$$

①代表歯（通常の方法）

$$\frac{7\ 6}{7\ 6} \Big| \frac{1}{\ \ 1} \Big| \frac{6\ 7}{6\ 7}$$

6，7のうち高い点数をとる．20歳未満の場合は

$$\frac{6}{6} \Big| \frac{1}{\ 1} \Big| \frac{6}{6}$$ である．

②6分画法

　全歯を診査し，各分画内の最高点数をとる．

3）診査方法

①CPI（WHO, 2013年）と同様，WHO指定のCPIプローブを用いて，20g以下の圧で計測する．

②通常，唇・頰・舌側それぞれの近・遠心隅角部および唇・頰・舌側の中央部の6点を計測し，その最高値（歯単位）を記録する．

③最終的な記録は6分画の各分画を単位とし，個人の値は，個人最大コード（6分画のうち最大値）を用いる．

4）CPI 従来法での集計

　有所見者率（全体・各コード別），1人平均有所見分画数，平均各コード分画数などを算出して，地域における集団保健計画などに利用する．

表3　CPI 従来法の診査基準

コード	診査基準
0	所見なし
1	診査中，診査後の出血
2	歯石の存在，歯肉縁上・縁下歯石
3	歯周ポケットの深さ 4～5mm
4	歯周ポケットの深さ 6mm 以上

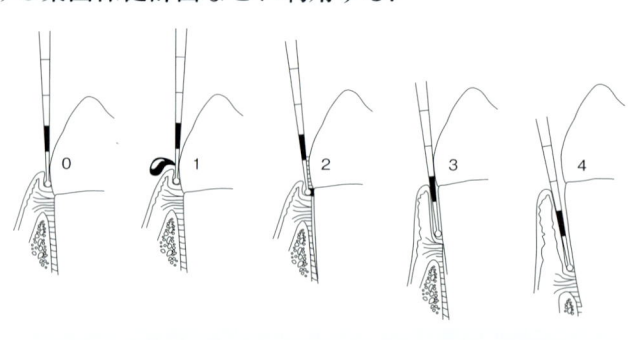

図3　CPI 従来法のコードとプローブの位置関係

IV 口腔清掃状況の指標

　口腔内の清掃状態を軟化付着物・歯垢および歯石の沈着の程度について，両者またはいずれかに分けて診査し，数量化するものである．いろいろな方法がそれぞれの目的によって考案されている．

1．oral hygiene index（OHI）（Greene & Vermillion，1960 年）

　本法は歯垢（debris）と歯石（calculus）を同時に組み込んだ評価法である．

1）診査基準（表1，2，図1，2）

表1　歯垢（debris index, DI）の診査基準と点数

点数	診査基準
0	付着が認められない
1	歯冠 1/3 以内または範囲に関係なく外来性沈着物の存在
2	歯冠 1/3 〜 2/3 以内
3	歯冠 2/3 以上

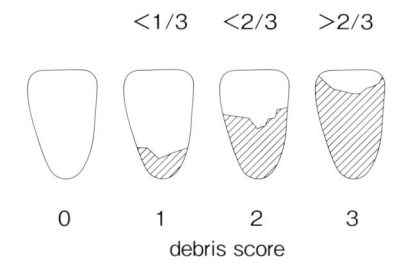

図1　歯垢の付着状況と点数

表2　歯石（calculus index, CI）の診査基準と点数

点数	診査基準
0	付着が認められない
1	歯肉縁上歯石が歯面 1/3 以内
2	歯肉縁上歯石が歯面 1/3 〜 2/3 以内または，点状の歯肉縁下歯石
3	歯肉縁上歯石が歯面 2/3 以上または帯状の歯肉縁下歯石

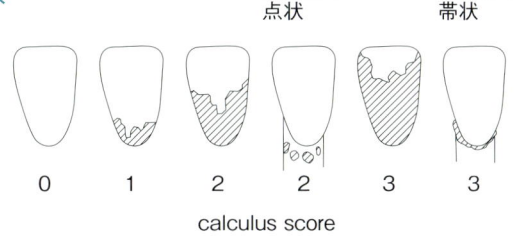

図2　歯石の付着状況と点数

2）診査部位

$$\frac{7\text{―}4\ |\ 3\text{―}3\ |\ 4\text{―}7}{7\text{―}4\ |\ 3\text{―}3\ |\ 4\text{―}7}$$

　上下顎を 6 分画し，唇・頰側と舌側について診査する．
　各区分の最高値を代表とする．

3）評価方法，診査用紙（表3）

$$歯垢指数(DI) = \frac{総点数（唇・頰, 舌側）}{被検区分数（通常6）}$$

$$歯石指数(CI) = \frac{総点数（唇・頰, 舌側）}{被検区分数（通常6）}$$

DI，CI ともに　　最高値 6，最低値 0

OHI ＝ DI ＋ CI　　最高値 12，最低値 0

表3　診査用紙

	歯垢（debris）				歯石（calculus）			
	右臼歯部	前歯部	左臼歯部	計	右臼歯部	前歯部	左臼歯部	計
上顎	頰側／舌側				頰側／舌側			
下顎								
計								

2．oral hygiene index-simplified（OHI-S）（Greene & Vermillion，1964年）

oral hygiene index（OHI）を簡易化したもので，特定の6歯面の評価を行う．

1）診査基準

OHI の診査基準と同じである．

2）診査部位

$\frac{6\ 1\ |\ 6}{6\ \ |\ 1\ 6}$ の6歯，$\frac{6\ 1\ |\ 6}{\ \ \ \ |\ 1\ \ }$ の唇・頰面，$\overline{6\ |\ 6}$ の舌面．

（原法は，第二小臼歯の遠心位にある完全萌出歯としている）

① 診査歯面は隣接面半分を含む．
② 高度のう蝕・歯列不正歯は除く．
③ 前歯部の該当歯が欠如しているときは反対側を用いる．

3）評価方法

OHI と同じである．

$$簡易歯垢指数(DI\text{-}S) = \frac{総点数}{被検歯面数（通常6）} \quad （最高値 3，最低値 0）$$

語句　**高度のう蝕**：歯冠が大きく崩壊している歯や全部被覆冠で修復されている歯をさす．

$$簡易歯石指数(CI\text{-}S) = \frac{総点数}{被検歯面数(通常6)} \quad (最高値3，最低値0)$$

$$OHI\text{-}S = DI\text{-}S + CI\text{-}S \quad (最高値6，最低値0)$$

4）OHI および OHI-S
① 歯垢と歯石の付着状態を同時に評価する方法として世界的に用いられている．

② 歯垢・歯石指数を別個に評価することができる．

③ OHI-S は OHI に比べ，評価は若干低くなる傾向を示すが，OHI の代用として有用性がみとめられている．

3．patient hygiene performance（PHP）(Podshadley & Haley，1968年)

「口腔清掃実行度」とよばれ，特にブラッシングの清掃効果を評価するために考案された．通常，プラーク染め出し液を用いて判定する．

1）診査基準
歯面を近・遠心的に3区分し，さらに中央部を歯頸，中央，咬頭に3区分した5部位を単位とする（**図3**）．

各部位に染め出されたプラークがあれば1点，なければ0を与える．

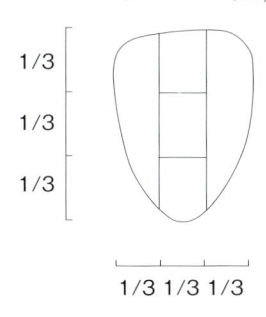

図3　PHP の診査区分

2）診査部位

$$\frac{6\ \ 1\ \ |\ \ 6}{6\ \ \ \ |\ \ 1\ \ 6} \text{ の6歯面．}$$

$$\frac{6\ \ 1\ \ |\ \ 6}{\ \ \ \ \ \ |\ \ 1} \text{ の唇・頰面，} \frac{\ \ \ \ \ |\ \ \ \ }{6\ |\ 6} \text{ の舌面．}$$

（対象歯・診査部位は OHI-S と同じ）

3）評価方法

$$\text{PHP} = \frac{総点数}{被検歯面数（通常6）} \quad （最高値5，最低値0）$$

4）PHPの特徴

個人の口腔清掃の改善度を評価することができ，口腔保健教育または指導に活用できる．

4．plaque index（PlI）（Löe & Silness，1964年）

本法は歯肉炎の局所因子としてのプラークの評価指標である．

1）診査基準（表4）

表4　PlIの診査基準および点数

点数	診査基準
0	プラークなし
1	歯肉縁部に薄膜様（探針にて検知）
2	歯肉縁部に中等度（肉眼で認知）
3	歯肉縁部に多量（厚さ1〜2mm）

2）診査部位

$\dfrac{6\ \ 2\ \ |\ \ 4}{4\ \ |\ \ 2\ \ 6}$ の6歯の唇・頰面，舌面，近心・遠心側の4歯面．

3）評価方法

$$\text{PlI} = \frac{総点数}{被検歯面数（通常24）} \quad （最高値3，最低値0）$$

4）PlIの特徴

①歯肉炎の局所因子としての指標である．

②付着程度よりも歯肉縁に接するプラーク量を重視する．

③Löe & SilnessのGIと併用するように考案されている．診査部位も同じである．

5．plaque control record（PCR）（O'Leary, et al, 1972年）

歯肉縁のプラークを歯面別に評価する指標である．具体的な数値目標を設定し，口腔清掃指導用に使われ，歯周外科やそのほかの処置適否にも使われている．

1）診査基準および方法
①染め出し液によってプラークを染める．
②探針で歯頸部プラークを確認したら，プラークの量の多少にかかわらず，プラークの存在をチャート（**図4**）に記入する．

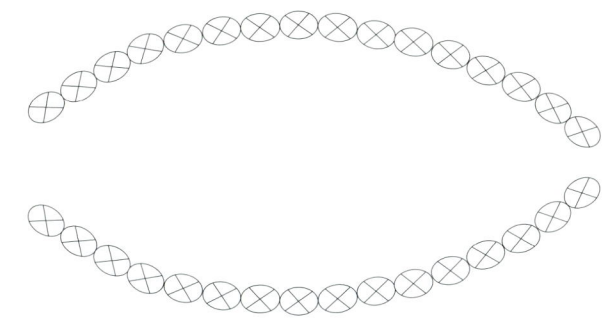

図4　O'Leary らのプラークチャート

2）診査部位
全歯の近心，遠心，唇頬側，舌側の4部位．

3）評価方法

$$個人のPCR(\%) = \frac{プラークの検出された部位数}{被検部位数} \times 100$$

6．Ainamo の口腔清掃状況の指標（Ainamo, 1975年）

口腔内を肉眼的にみて，3段階で評価するもので，数量化よりもむしろ客観的評価法として有用性はある．

1）診査基準（表5）

表5　Ainamo の口腔清掃状況の診査基準

	診査基準
good	非常にきれい
fair	一応きれい
poor	汚い

本法はCPIなどとの併用によって，個人の歯口清掃状態の改善や口腔衛生教育，保健指導に活用できる．

V 歯のフッ素症の指標

1 Dean の分類

　歯のフッ素症は飲料水，特に上水道中に含まれる過剰なフッ化物を長期にわたって摂取することで発症する．出生児から小児期のエナメル質の形成期に摂取した人々にみられ，時には地域的に集団発生することが特徴である．
　そのため，Dean は流行の程度を評価する方法として community fluorosis index（CFI）を考案した．

1）診査基準（表1）

表1　CFIの診査基準および点数

程度および略号		点数	症　状
正　常	normal（N）	0	正常の形態と透明度
疑　問	questionable mottling（Q）	0.5	小さな白色斑
軽　微	very mild mottling（VM）	1.0	白濁部が歯面1/4以下
軽　度	mild mottling（M）	2.0	白濁部が歯面1/2以下
中等度	moderate mottling（MO）	3.0	白濁部が全歯面，小孔，着色もみられることがある
重　度	severe mottling（S）	4.0	著明な発育不全像，着色も著明

2）診査部位
　現存する全歯．

3）評価方法
　① CFI はまず個人の程度を Dean の分類に基づき評価する．原則として1歯列に左右対称に存在する歯のフッ素症の重症度第2位までの歯で判定する．
　〔例1〕1歯列に重症（S）1歯，中等度（MO）2歯，軽度（M）4歯＝中等度（MO）と判定．3点を与える．
　〔例2〕1歯列に中等度（MO）1歯，軽度（M）1歯，軽微（VM）4歯＝軽度（M）と判定．2点を与える．
　〔例3〕1歯列に軽度（M）1歯，軽微（VM）6歯＝軽微（VM）と判定．1点を与える．

このようにして個人の評価により個人の値を与える．

② CFI の評価：Dean の分類に基づき個人に与えられた点数をもとに，それぞれに該当する人数を乗じた総和を全被検者数で除したものを CFI という．

すなわち，$\text{CFI} = \dfrac{\Sigma(\text{fw})}{N}$ となる．

　　w：点数，f：判定された人数，N：被検者総数

CFI 値により次のように判定する．

　（Ⅰ）0.4 以下：心配ない（公衆衛生学的に問題なし）
　（Ⅱ）0.4〜0.6：境界域
　（Ⅲ）0.6 以上：流行地と判定（飲料水中のフッ化物量を減じること）

〔例〕　ある地区の小学校で歯のフッ素症の検診を Dean の基準に従い行った．その結果に基づき CFI を算出したものを**表2**に示す．

表2　CFI の例題

程度の分類	点数(w)	判定された人数(f)	人数×点数(fw)
正　常　(N)	0	200	0
疑　問　(Q)	0.5	200	100
軽　微　(VM)	1	155	155
軽　度　(M)	2	70	140
中等度　(MO)	3	20	60
重　度　(S)	4	5	20
合計		650	475 $\Sigma(\text{fw})=475$

$$\text{CFI} = \dfrac{\Sigma(\text{fw})}{N} = \dfrac{475}{650} = 0.731 ≒ 0.73$$

0.73＝流行地と判定

この結果から，CFI＝0.73 となり，歯のフッ素症の流行地域と判定された．

VI その他の口腔疾患の指標

1 不正咬合

　不正咬合についての疫学調査は少なかったが，近年，不正咬合の疫学調査の必要性が認識されるようになり，多くの指標が考案されるようになってきた．

　WHOの口腔診査では，不正咬合の指標として，DAI（dental aesthetic index）を用いている．DAIもさまざまな要素についての評価基準を備えており，その項目について以下に示す（原則的に12歳以上に用いる）．

　①切歯・犬歯・小臼歯の欠損歯数
　②切歯部の叢生，空隙
　③上顎の正中離開
　④上顎・下顎各前歯部の最大偏位（捻転，転位）
　⑤上顎・下顎各前歯部のオーバージェット
　⑥前歯部の開咬
　⑦第一大臼歯咬合の近遠心関係

　これらの項目で，咬合をすべて評価できるわけではないが，多くの情報を得ることは可能である．

ADVANCE MANUAL

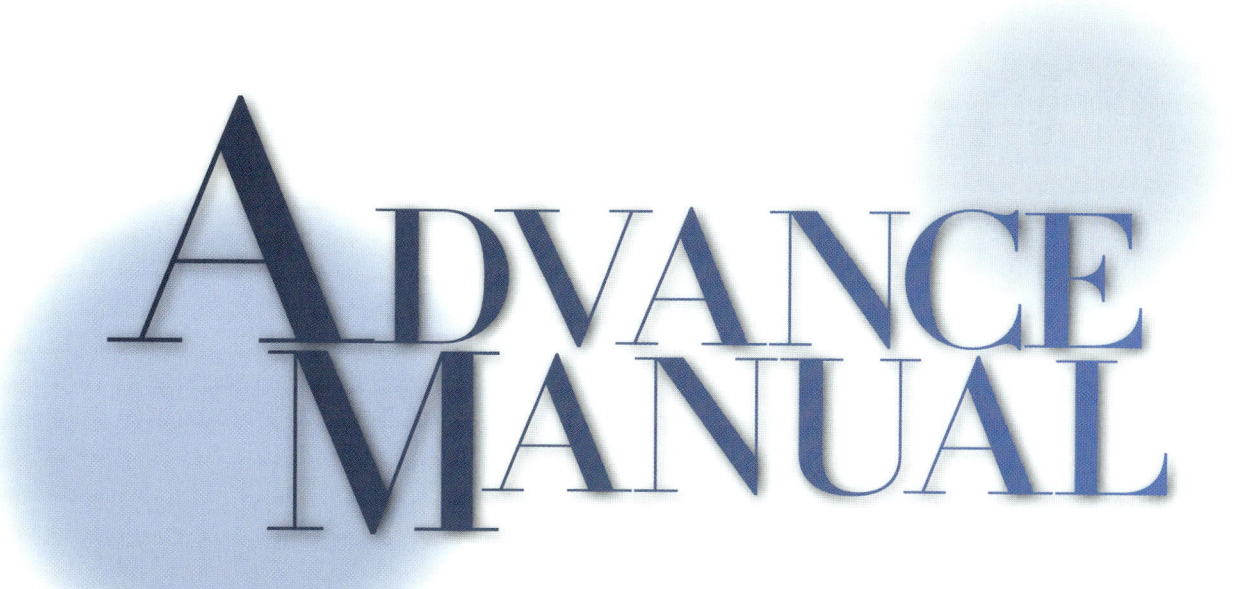

第1章　統計のしくみを理解する
第2章　集団の違いをみる（検定）
第3章　疫学を知る
第4章　歯科保健医療情報

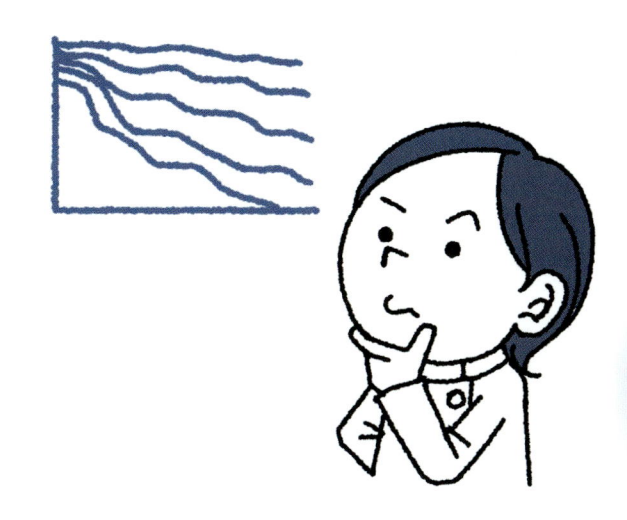

第1章 統計のしくみを理解する

I 集団の調べ方を学ぶ（統計調査）

1. 調査にあたって

1）目　的

　目的を明らかにすると，どのような項目を調査すればよいか，どのように集計し，どのような結果が導き出されるかが決まってくる．したがって，計画段階で調査の結果をどのような表にするかがほぼ決まっているばかりでなく，結果としての数値の特性から，おおよその検定法まで決まるのである．

　たとえば，成人歯科保健対策の効果をみるために，開始時点（ベースライン）あるいは評価時点の住民の歯周病状況を性・年代別に把握するなど，目的を絞り込んだ調査を計画することが大切である．また，対策を立てるためなのか，対策の評価なのかなどを明らかにしておくことも重要である．

2）対　象

　調査対象を意味する．対象者の選択法は，住民全員を調査対象とする全数調査（国勢調査など），抽出された地域の対象者全員の調査（厚生科学研究の8020データバンクなど），抽出住民を対象とする標本調査（歯科疾患実態調査，国民健康・栄養調査など），また，歯科診療所の受診者を対象とした患者調査などがある．

　分析対象について述べるときは，調査対象に対する割合（回収率）を示す必要がある．歯科疾患の場合，回収率や受診率が高いほど有病者率が高くなるとの報告もある．

3）方　法

　調査方法には，おもに口腔内診査，アンケート，聞き取りなどがある．歯科疾患実態調査では歯科医師による口腔内診査を実施する．国民健康・栄養調査の生活習慣調査は自記式アンケートを調査対象者に預け，後に調査員が回収する留置調査法である．

4) 評価 I

調査が終了したらデータを入力し，まず単純集計を行う．それをもとにグラフ（**図1**）を描いてその分布を観察する．図1のデータは正規分布に近い形でなく，右側に偏っているので，平均値（22.5），中央値（25），最頻値（28）を用いる．

なお，データがCPIスコアのように質的なものの場合は，構成割合を算出し，分布を観察する．

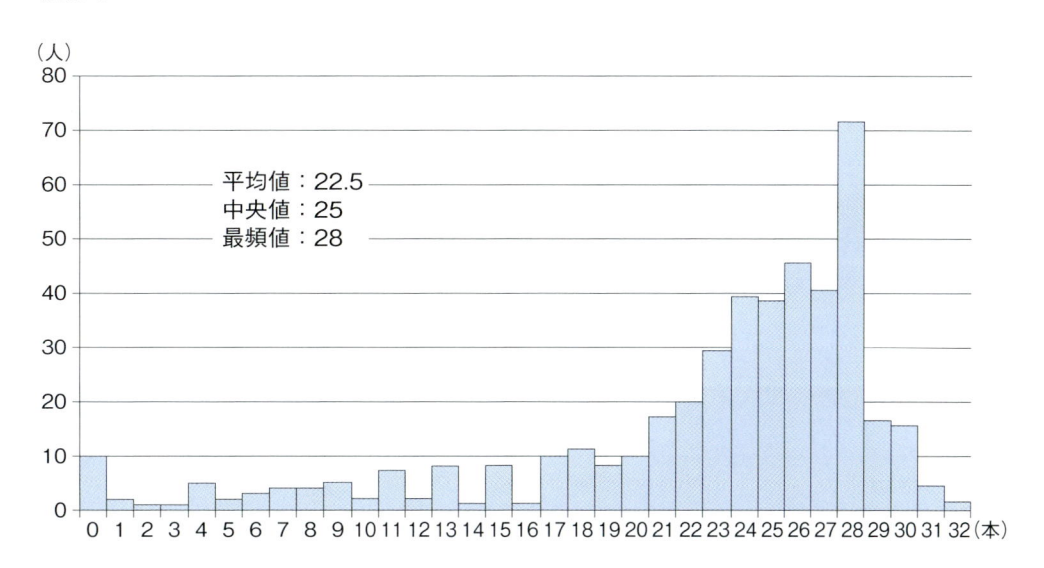

図1　60〜64歳の現在歯数（平成23年歯科疾患実態調査）

5) 評価 II

一人平均現在歯数のような年齢の影響を受けるものについては，性・年齢を分けて評価する必要がある．**図2**に，調査年度別の年齢階級別一人平均喪失歯数を示した．近年になるほど喪失歯数が減少している．しかし，一人平均喪失歯数の変化の折れ線グラフ（**図3**）をみると，喪失歯のある者の割合と一人平均喪失歯数が昭和62年まで増加している．これは，調査が進むにつれて，喪失歯の多い高齢者の割合が増加しているため，対象者全体で計算すると2つの結果が逆転してしまうのである．この場合，調査対象者の年齢構成が交絡因子であるとされる．このように，評価すべき数値の特徴をよく考えたうえで結果をまとめないと結果が正反対となってしまうが，性・年齢別の集計を行っておけば，一見矛盾する結果が出ても解釈できるようになる．

さて，評価とは「観察されたものをある基準と比較することである」と定義される．ある基準として目標値が設定されていれば，その達成度を判断することになる．

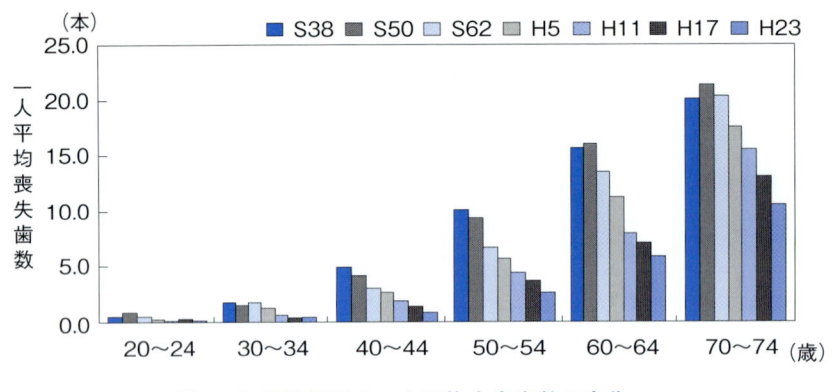

図2　年齢階級別の一人平均喪失歯数の変化

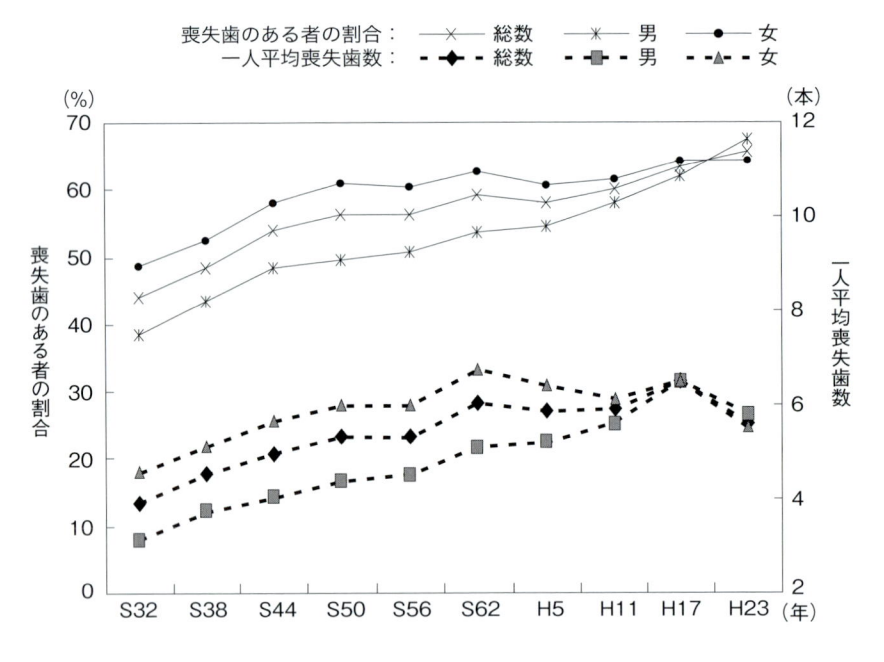

図3　喪失歯のある者の割合および一人平均喪失歯数の変化

6）計画法

　目的を絞り込み，目的に合った方法と分析・評価法を設定することが重要であるばかりでなく，調査対象者をどのように選ぶかが大切であることが理解されたと思う．また，交絡因子を事前に予想（文献調査などでわかっているものを含め）して，その影響がないように，調査項目を決めるなどして，調査計画を立てる必要がある．

例題 　日常で,「最近,天気予報が当たらない」というような会話をすることはないだろうか.では,統計的にこのようなことを検証する方法はあるだろうか.ある資料でこの点を分析してみよう.

　まず,方法をどうするか.天気予報は前日の午後7時のテレビニュースで得た情報である.午前と午後の予報を記録した.翌日にそれぞれ時間を決めて天気を観察した.こうして得られた情報を分析するが,「天気予報がはずれる」という場合,雨が降らないという予報で雨が降り,あるいはその逆の場合に,はずれたと感じると思われるので,この部分を検証することとする.したがって,曇りと晴れは同じ扱いとする(もちろん,洗濯や布団を干すことを想定した場合は,晴れの当たりはずれを問題にすればよいであろう).

　この資料では,平成11年の365日中362日の情報が記録されていた.その結果を下の表に示す(資料提供:高津信吉氏).

予　報	天気		計
	雨	晴れ,曇り	
雨	43 (55.1)	35 (44.9)	78 (100.0)
晴れ,曇り	41 (14.4)	243 (85.6)	284 (100.0)
計	84 (23.2)	278 (76.8)	362 (100.0)

作業仮説:天気予報の雨の降る・降らないは当たらない.

敏感度 = 43/84 ＝ 0.5119
特異度 = 243/278 ＝ 0.8741
有効度 ＝ (43+243)/362 ＝ 0.790

　ある地点で観察者が起床している間に少しでも雨が降ったのは,84日であった.その結果,雨の降らないという予報は85.6%が一致していた.降らない予報に対して,雨が降ることが14.4%ほどあったことになる.まあまあのような感じもする.しかし,雨が降るといった場合は,55.1%しか一致していなかった.傘を持って出たのに使わないまま帰ってきたため,感覚的に,約半分もはずれたと思われても仕方がない.雨が降るという予報のむずかしさが感じられる.どこかで局地的な雨が降ったのかもしれない.この場合,予報は,ある程度の範囲で考えられているであろうが,観察できるのは,観察者のいる地点であるので,誤差が起こる可能性はある.ただし,午前の雨の降る・降らないの一致は318回(87.8%)に対して,午後は288回(79.6%)と,時間が近いほうがより正確となっているため,できるだけ新しい予報情報を入手して対応するといった一致率を上げる自分だけの方法を決め,同様の検証をすれば,はずれたという感覚や印象をもたなくなるのではないだろうか.

II 集団から対象を選ぶ（標本抽出）

1. データの集め方

1) 母集団と標本

統計調査を行う場合，調査によって明らかにしようとする対象集団を明確にし，その全数に対して調査を行うのか（全数調査），対象集団を代表する一部の集団について調査を行うのか（標本調査）を決定しなければならない．

標本調査を行う場合の対象集団を母集団，実際にデータを収集する対象を標本という．標本をとおして母集団の特性を推論するのが標本調査のねらいであるから，標本は母集団の特性を確実に反映するものでなくてはならない．

たとえば，歯科診療所に来院する患者の歯科疾患の状況を調査した場合，歯科診療所の患者は日本国民の代表者ではないので，このデータだけに基づいて日本国民の歯科疾患の状況を推論することはできない．このため，標本調査においては，どのように標本を選ぶかが非常に重要な問題となる．

また，統計学的仮説検定では仮想の母集団を想定することがある．すなわち，複数の群のデータを比較する際には，各群を包含する集団「仮想の母集団」を想定し，各標本が同じ母集団から得られたのか否かを検討することになる．もちろんこの場合も，各標本が比較するそれぞれ群の特性をよく代表するものでなくてはならない．

一方，全数調査では母集団や標本の抽出法を意識する必要はない．この場合には，観察された事象は実際にその集団に存在する事象であり，得られた値はその集団の値そのものである．従って，全数調査によるA町とB町の12歳児の一人平均う歯数がそれぞれ3.0本と2.5本であった場合，A町のほうが0.5本多いことは事実であり，両者の差について統計学的推論を行う余地はない．必要なのは両者の差が調査目的から考えて意味があるか否かの検討だけである．

2) 標本抽出法の種類

標本を母集団の適切な代表とするためには，標本を一定の確率に従って無作為に抽出することが望ましい．この方法を無作為抽出法といい，それには多くの種類がある．ここではそのうち，よく用いられる4種類を示す．

(1) 単純無作為抽出法

N個からなる有限母集団からn個の標本を無作為に抽出することである．母集団の構成要素のすべてに通し番号をつける．N個の番号からn個の番号を無作為に抽出する．抽出番号にあたる標本を実際に調査する．

(2) 系統抽出法

　母集団の全構成要素に通し番号をつける．はじめの一つの標本だけは乱数表などでランダムに選ぶ．それ以降の標本はこの数字から始めて一定間隔で抽出する．滅多にないことではあるが，番号のつけ方に一定の周期性があるときには，偏りが生じるので注意が必要である．

(3) 多段抽出法

　全国規模の大がかりな調査では，前述のような抽出法は作業量が膨大なものになる．そこでまず，市町村を抽出単位として無作為抽出する．次に，選ばれた市町村のなかでそれぞれ前述の方法で個体を抽出する．

　抽出は何段階でもよい．たとえば，最初に都道府県を抽出し，市町村を抽出し，地区を抽出し，その後で個体を抽出するなどである．

(4) 層化〔層別〕抽出法

　ある都市の歯科医師の意識調査をする場合を考えよう．標本を無作為に抽出した場合，母集団の構成（診療科，開業医・勤務医）がそのまま標本に反映するとは限らない．抽出に先立って，歯科医師を診療科別，開業医・勤務医別などのような等質のグループに分け，その後，それぞれのグループから標本を抽出する方法である．このときの等質な各グループを**層**といい，層に分けることを**層化**という．

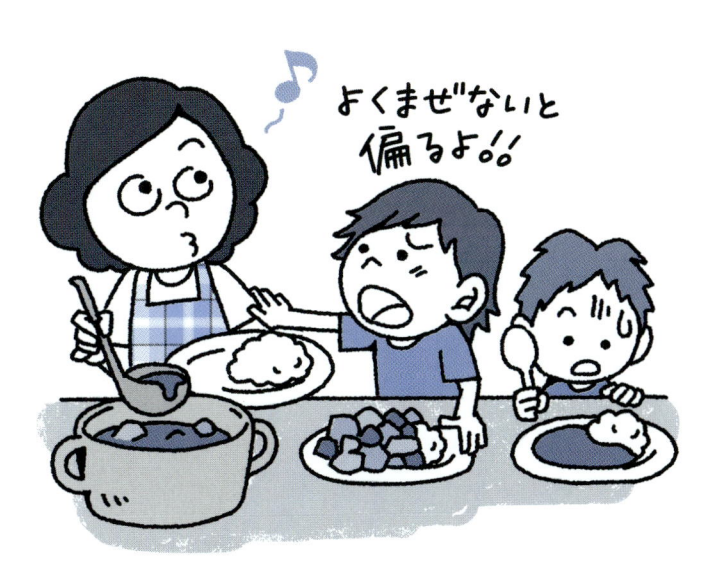

III データの種類を知る

調査対象の性質を表すものは，すべて統計学においてはデータとして取り扱われる．したがって，測定値として数値で表せるもののほか，地域や職業など，質的な特徴を表すものも一種のデータである．

データを分類する場合には，前者を**量的データ**，後者を**質的データ**とよぶ．

1. 量的データ

量的データには，身長や体重のように連続的な数値で表せる**連続型データ**（計量データ）と不連続な数値としてしか表せない**離散型データ**（計数データ）がある．

どんな測定器具でも精度に限界があるから，現実の測定値も見かけ上は連続型ではなく離散型となる．しかし，たとえば1mm単位で測定できるポケット探針で3mmと計測された歯周ポケットの深さは，実際には2.5～3.4mmの間に存在する真の値を四捨五入して表現しているだけなので，連続型データとみなされるべきものである．

これに対し，たとえば3本と数えられた歯の数は2.5～3.4本の間の数を代表しているわけではないので離散型データである．歯科保健医療統計で用いられている指標の範囲では，離散型データとなるのは歯の数や人の数など整数で表しうるものだけである．

また，数値が割り当てられている基準（尺度）からみると，量的データは**間隔尺度**によるものと**比尺度**によるものに分類される．

間隔尺度とは，たとえば温度のように，2つのデータの割り算によって求められる比率には意味がなく，両者の値の差のみが意味をもつ尺度である．すなわち，100℃は50℃の2倍の温度ではないが，100℃と80℃の差の20℃と，30℃と10℃の差の20℃は同じ意味をもっている．

一方，比尺度では2つのデータの比が意味をもつとともに，0（ゼロ）にも特別な数値上の意味があり，原点は間隔尺度のように便宜的に定められたものではない．商品の価格や身長・体重などが相当し，歯科保健医療統計に用いられる歯の数などの指標（現在歯数，DMFT指数）やプラークスコアなどもこれに含まれる．

2. 質的データ

質的データには，**順序尺度**と**名義尺度**によるものがある．

順序尺度とは，与えられた大小関係には意味があるが，その差には意味がないという場合の尺度である．たとえば，C_1～C_4までのう蝕の分類や歯口清掃状態の評価などで行われる♯・＋・±・－などの符号も順序尺度の一種であり，順位には意味があるが各符号の間隔は一定ではない．

一方，名義尺度とは，カルテの番号や検査者コードのように，量的あるいは序列に関する情報をもたず，ただ標識としての性質をもっているものである．性別や問診票などの選択項目（はい・いいえ）なども，分類だけを目的としている場合には名義尺度とみなすことができる．

3. 数量化

嗜好調査でよく用いられる「好き・嫌い・どちらでもない」という回答も一種の名義尺度であるが，これを細分化して配列し直すことにより，①大好き，②好き，③普通，④嫌い，⑤大嫌い，とすると順位性が得られる．さらに，それぞれに1点，2点，3点，4点，5点と点数を割り振ることにより，各データ間には等間隔性も生じるので，間隔尺度による量的データとして取り扱うことができるようになる．

このように質的データに数値を当てはめることを数量化といい，一般に，問診やアンケート調査の結果に**数理学的解析**や**多変量解析**を適用する際に用いられる．

数量化を行う場合にもっとも気をつけなければならないのは，当てはめた数値（尺度）の妥当性である．すなわち，順位性や等間隔性の面で妥当性や信頼性が乏しければ，いくら数値を当てはめても量的データとして取り扱うことはできない．

また，1点から5点までに割り付けた20個の質問をし，各質問の得点を合計して100点満点の総合得点とする場合，その総合得点が表す性質に対して各質問が同程度に貢献していることが前提となる．そのような前提が得られていない場合には安易に合計しない，あるいは各質問ごとに重みづけを行うなどの工夫が必要となる．たとえばOHIは，歯垢と歯石の付着状況を統合化した歯口清掃状態の指標として広く活用されているが，DIとCIは同じ重みで得点化されているので，場合によってはDIとCIのそれぞれの分布や変化を観察してみることも有効である．

【参考】歯周疾患などに関する指標の特徴

PMA index（39ページ参照）は，P・M・Aの部位ごとの所見の重みが等しいとすると点数間の等間隔性は保たれており，0点にも意味があるので，比尺度による量的データとして炎症の広がりを連続的に表している．

また，RussellのPI（42ページ参照）では所見に対応した点数が定められており，一種の質的データではあるが，各所見に重みづけを行って点数化されている．このため，その重みづけの妥当性は別として，PIではあらかじめ点数としての等間隔性が調整されており，量的データとして数理統計学的な取り扱いが可能になっている．

一方，CPI（46ページ参照）も所見に対するコードが定められており，PIと同じく順序尺度による質的データであるが，各コードの間の等間隔性は考慮されていないので，量的データとして平均値を算出するなどの数理的処理は困難である．この点は歯槽膿漏症（$P_1 \sim P_4$）や動揺度（$M_1 \sim M_4$）の分類も同じであり，分析の際には注意を要する．

歯科保健医療統計においては，このほかにも歯口清掃状況やう蝕に関してさまざまな指標が用いられているが，それぞれのデータの特質をよく理解しておくことが必要である．

Ⅳ 集団の形をみきわめる（性格を知る：分布と偏り）

1. 分布の形

分布はさまざまな形をとる（**図4**）．ある分布を人に伝える場合，もっとも優れた方法は，相対度数のグラフ（密度曲線）を描くことだろう．しかし，往々にして図で示すことができない場合があり，そうかといって分布を文字で人に伝えることも容易ではない．

また，分布と分布の比較をしなければならないようなことも多く，ある分布で度数が多くても，ほかの部分で度数が少ない場合にはその総合判断がとてもむずかしい．

このようなときに，分布の状態（特性）を示す何らかの**代表値**があれば伝えやすく，また，分布の比較においても用いることができる．

分布の状態を示すには，「**分布の位置**」と「**分布の広がり**」，分布の非対称度（歪度）やとがり度といった「**分布の形**」を示す三つの要素が最低限必要となる．分布の位置を示す代表値としてよく用いられるものには，**平均値**（mean），**中央値**（median）**最頻値**（mode）などがあり，分布の広がりを示す代表値としては，**分散**（variance），**標準偏差**（standard deviation），**四分位偏差**（quartile deviation）がよく用いられる．

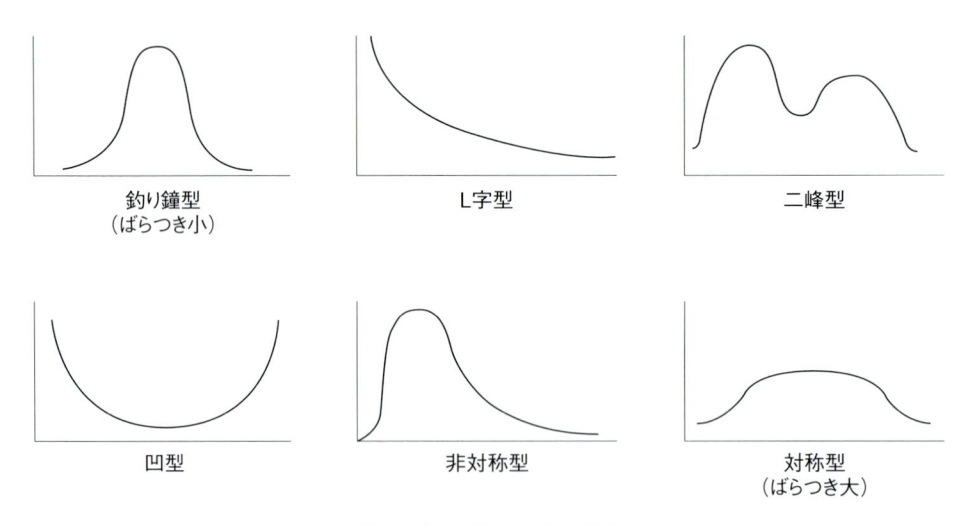

釣り鐘型
（ばらつき小）

L字型

二峰型

凹型

非対称型

対称型
（ばらつき大）

図4　さまざまな形の分布

2. 分布の中心を表すもの（代表値）

さまざまな形をした分布の特徴を説明する値（特性値）のうち，分布の中心位置を示すものを代表値とよんでいる．意味が明らかで数学的に扱いやすく，統計的な推論に役立つものが用いられる．

1）代表値の種類

（1）平均値（mean）$\bar{x}$

相加（算術）平均ともよばれ，各データ（測定値）の総和（$\Sigma\, x_i$ で示す）を標本数（n）で割ったものである．すべてのデータを利用するため，極端な数値の影響を受けやすい．

$$\bar{x} = \frac{x_1 + x_2 + \cdots\cdots + x_n}{n} = \frac{1}{n}\sum_{i=1}^{n} x_i$$

この他に相乗（幾何）平均や調和平均とよばれるものもあるが，あまり一般的ではない．

（2）中央値（median）Md

大きさの順にデータを並べたとき，標本（数）の中央に位置する値である．データの個数により二通りの求め方がある．

①データ数が奇数（2n + 1）のとき，n + 1番めのデータ．
②データ数が偶数（2n）のとき，n番めとn + 1番めのデータの平均値．

例題

次の表は，A，B，2グループの幼児のう歯数を示している．
それぞれのグループの中央値を求めなさい．

A	5	4	2	6	1	
B	3	0	0	2	8	3

大きさの順に並び替える →

A	1	2	4	5	6	
B	0	0	2	3	3	8

A：データ数5から2n + 1 = 5よりn = 2．したがって，Mdは2 + 1番めのデータ4となる．
B：データ数6から2n = 6よりn = 3．したがって，Mdは3番めのデータ2と，3 + 1番めのデータ3の平均値2.5となる．

（3）最頻値（mode）Mo

データのなかにもっともよく出現する値である．度数分布表では最大度数の階級値を示すため，モードは階級の取り方で変化する．分布が二峰性の場合，高いほうの頂点からそれぞれ第1モード，第2モードという．

2) 代表値の選択と利用

　図5は，度数分布曲線における3つの代表値の意味を示している．分布の形が左右対称に近づくと，平均値，中央値，最頻値の位置は互いに接近する．この場合には，計算が容易で統計的推論にすぐれた平均値が使用される．しかし，非対称型やL字型，データのばらつきが大きい（平均値より標準偏差が大きい）分布などでは，平均値の意味がわかりにくくなるため，データを並べたときの位置（序列）を利用した中央値のほうが代表性にすぐれている．最頻値も中央値同様，はずれ値の影響を受けにくい．規格品の導入を考えるといった場合や質的な分類を行うときには，最頻値の利用が適している．

　測定値の代表値としては，平均値が主流である．しかし，人を対象とした保健医療の領域，たとえば成長や発育に「平均」を持ち込む場合，その解釈（平均値以下が劣っているということではない）には個人差を考慮しなければならない．母子健康手帳には，パーセンタイルを利用した指標が多く取り入れられている（図6）．

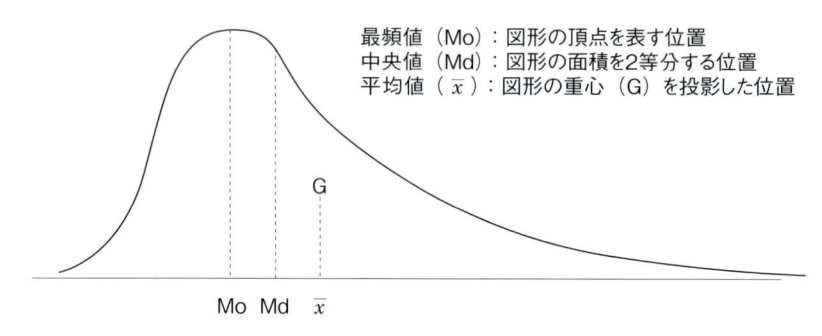

最頻値（Mo）：図形の頂点を表す位置
中央値（Md）：図形の面積を2等分する位置
平均値（$\bar{x}$）：図形の重心（G）を投影した位置

図5　度数分布曲線と平均値

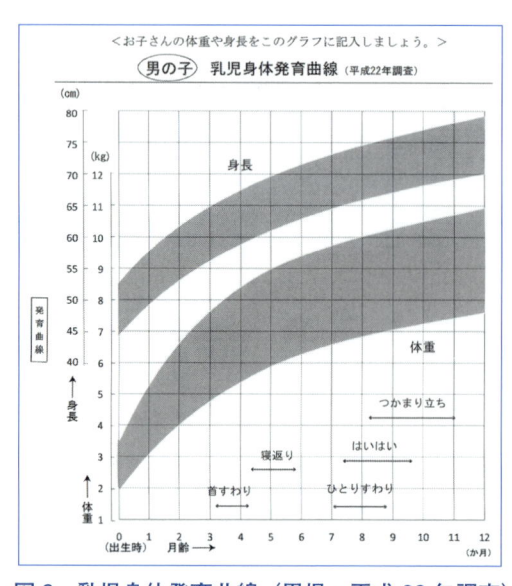

図6　乳児身体発育曲線（男児：平成22年調査）

3. 分布の広がりを表すもの（散布度）

平均値が同じでもデータのばらつきに大きな差があれば，集団の性質は変わってしまう．このばらつきの程度を示す特性値を散布度という．データの最大値と最小値の差（範囲）を利用する場合もあるが，各数値と平均値との差，すなわち偏差 $(x_i - \bar{x})$ を応用したものがよく用いられる．

（1）平均偏差（mean deviation）D

名前の示す通り偏差を平均したものであるが，この偏差の合計はそのままでは 0 になってしまう．そのため偏差を絶対値にして $(|x_i - \bar{x}|)$ 平均する．

$$D = \frac{1}{n} \sum_{i=1}^{n} |x_i - \bar{x}|$$

（2）分散（variance）σ^2

平均偏差にみられる絶対値の取り扱いを避けるため，偏差の平方を平均したものである．その意味から平方偏差ともよばれる．

$$\sigma^2 = \frac{1}{n} \sum_{i=1}^{n} (x_i - \bar{x})^2$$

集団の性質を調べる場合，一般には部分（標本）を調べて全体（母集団）を推測する標本調査が行われる．母集団の分散（母分散）には σ^2 が使われるが，標本集団の分散（標本分散）を母分散の推定値に用いるとき，そのままでは標本分散は母分散の $(n-1)/n$ 倍になるため，標本集団には分母の n を n − 1 に代えた不偏分散 S^2 が用いられる．

$$S^2 = \frac{1}{n-1} \sum_{i=1}^{n} (x_i - \bar{x})^2$$

（3）標準偏差（S.D. : standard deviation）σ

分散は，平均値や変数との間で（cm に対する cm^2 のように）スケールが変わってしまう．分散の正の平方根をとり，その欠点を補ったものを標準偏差という．

$$\sigma = \sqrt{\frac{1}{n} \sum_{i=1}^{n} (x_i - \bar{x})^2}$$

これも分散と同様に，標本集団では分母の n を n − 1 に代えた標本標準偏差 $S = (\sqrt{S^2})$ が用いられる．

(4) 変動係数（coefficient of variation）C.V.

平均値に対する標準偏差の割合を示す単位のない係数で，平均値の異なるデータ間の散布度を比較するのに用いられる．たとえば，平成19年度の男子の身長（平均±標準偏差）は，幼稚園児（5歳）110.7 ± 4.73cm，高校生（17歳）170.8 ± 5.83cm である．両者の変動係数4.27％と3.41％から，幼稚園児のほうが身長に関して個体差が大きいことがわかる．

$$\text{C.V.} = \frac{\sigma}{\bar{x}} \times 100 (\%)$$

(5) 標準誤差（standard error）S.E.

「標本調査」における平均値の信頼度を判断する指標で，標本数が多くなるほど標準誤差は小さくなる（信頼度は増す）．母集団の標準偏差 σ が不明の場合には，代わって標本標準偏差 S が用いられる．名前が標準偏差と似ているため注意が必要である．

$$\text{S.E.} = \frac{\sigma}{\sqrt{n}}$$

「標準誤差の意味」について触れておく．いま，平均 μ，標準偏差 σ の母集団を仮定し，そこから一部の標本を抜き出してその平均値を求めるものとする．この操作を n 回繰り返せば n 個の標本の平均値が得られる．同じように抽出された標本であっても，偶然による誤差から平均値は少しずつ異なる．この標本平均のばらつきの程度を示すのが標準誤差である．標本平均の分布は，どのような母集団についても，平均 μ，標準偏差 $\sigma / \sqrt{n}$ の正規分布になることが証明されている（中心極限定理）．正規分布は次項で扱う．

(6) 信頼区間（confidence interval）C.I.

散布度を示す指標ではないが，標本平均が正規分布することを利用して，標本平均 $\bar{x}$ からある確率のもとで母平均 μ の存在する範囲を推測することができる（区間推定）．確率としては95％がよく用いられる．母標準偏差 σ が不明であっても，標本数が多ければ標本標準偏差 S が代用できる．

$$\bar{x} - 1.96 \frac{\sigma}{\sqrt{n}} < \mu < \bar{x} + 1.96 \frac{\sigma}{\sqrt{n}}$$

これを平均値の95％信頼区間という．

（平均値を取り巻くばらつきの「意味」）

図は，男児と女児の下顎第一大臼歯の萌出開始時期について，その平均値と萌出時期のばらつきを標準偏差（S.D.），標準誤差（S.E.），95％信頼区間（C.I.）の3通りで表したものである．

標準偏差は，測定値の約68％がこの間に含まれることを示している．標準誤差は，標本抽出に伴う偶然の誤差を示すもので，平均値の信頼度を比較するのに用いられる．信頼区間は95％の確率で母平均の存在する範囲を示している．この例では2つの区間が重ならないので男児と女児の萌出時期には危険率5％で有意な差がある．ばらつき具合が指標によってかなり違い，目的に合ったものを選ばなければならない．

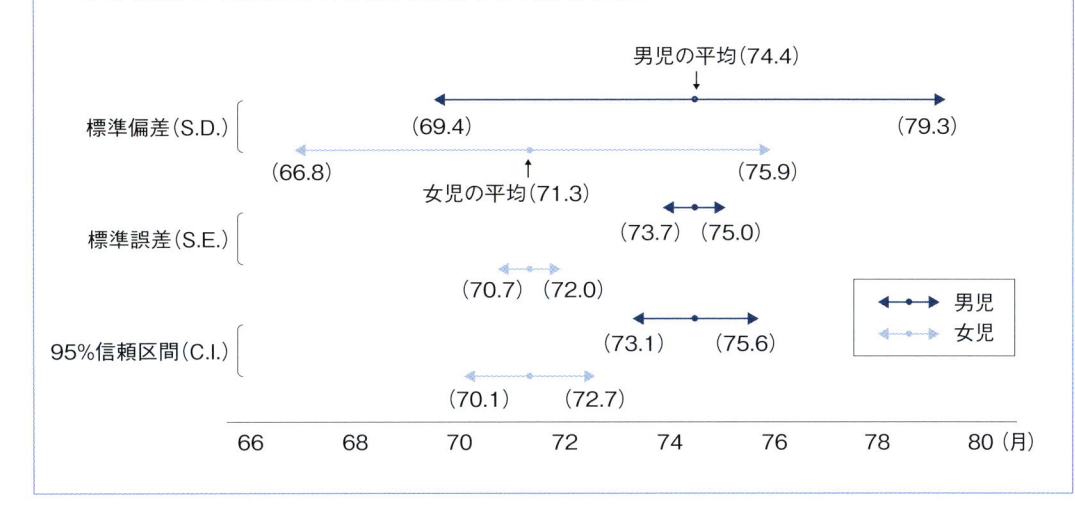

4. データの分布（理論分布）

前項では分布の特性値についてみてきたが，ここでは推定や検定など統計解析の基礎となる正規分布を中心とした理論分布の性質について考えてみよう．

1）正規分布

図7は，歯科衛生専門学校に通う学生280名の心拍数の度数分布を示している．これを相対度数分布に変換し，全体の面積が1となるように階級の幅を使って縦軸のスケールを変える．そして，データ数を増加させ，階級の幅を小さくしていくと，次第にスムーズな「確率密度関数」になる．度数分布が標本集団である実測値の分布を示すのに対して，確率密度関数は，予想される母集団の分布の確率（曲線下の面積が1）を理論的に示したものである．正規分布は連続変量の分布を表す代表的な確率密度関数で，身長や血圧など生体の測定値や測定誤差など多くの変量が正規分布に適合する．

正規分布は，両側に無限に広がる左右対称な一峰性の分布で，平均値，中央値，最頻値は一致する．分布の形が平均値 μ と分散 σ^2（標準偏差 σ）により完全に決まること

から，記号を用いてN（μ, σ^2）と表記される．正規分布と標準偏差には，μを中心にした±1σの範囲にデータ全体の68.3%が，±2σの範囲では95.5%が含まれるというたいへん重要な性質がある（**図8**）．臨床検査などで，集団の平均値を中心に標準偏差の2倍以内を「正常域」にしばしば設定するが，それもこの性質を利用したものといえる．

データが正規分布するかどうかは，ヒストグラムの形でも見当はつくが，累積相対度数を求め，正規確率紙に記入することで容易に判定することができる．

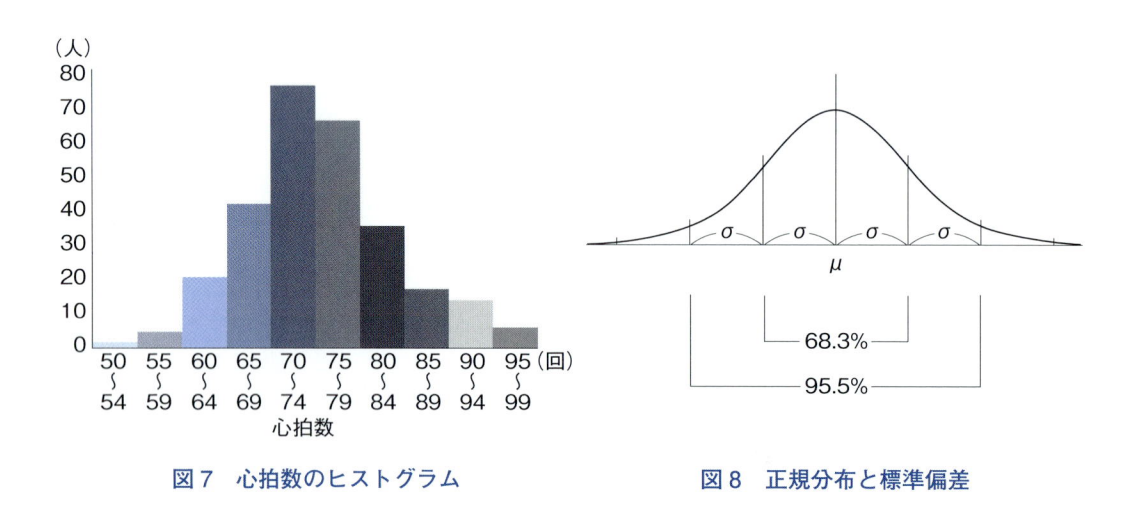

図7　心拍数のヒストグラム　　　　　**図8　正規分布と標準偏差**

2）正規分布の利用

一般の正規分布N(μ, σ^2)は，μとσの値によってさまざまな形をとるが，特に$\mu = 0$，$\sigma = 1$のものを標準正規分布N（0, 1^2）とよんでいる．これは，一般の正規分布の平均値を$-\mu$移動し，横軸のスケールを変えて標準偏差を1にしたものであるから，一般の正規分布の値Xは，次の式で標準正規分布の値Zに変換，すなわちデータを標準化することができる．

$$Z = \frac{X - \mu}{\sigma}$$

このZと平均値0で区切られた曲線下の面積が，さまざまなZの値について計算され，正規分布表にまとめられている[*]．正規分布は左右対称なので，この表ではZ=∞のときの面積は0.5というように片側の数値が示されている．データの標準化により，正規分布表は一般の正規分布に応用することができる．

---

[*]通常，統計用の分布表から引用するが，パーソナルコンピュータの統計用ソフトには組み込まれている．

> **例題**
>
> 　高校1年（15歳）男子の身長±標準偏差は，168.5 ± 5.86cmである．生徒数50名のあるクラスに，身長178cmの男子生徒がいる．この結果を利用すると，身長の高いほうからどのくらいの位置にいるだろうか．
>
> 　このクラスの生徒が母集団からの標本であると仮定して，μ と σ に168.5，5.86を代入し，Zを求める．
>
> $$Z = \frac{178 - 168.5}{5.86} = 1.62$$
>
> 　このときの面積は正規分布表*より0.4474となる．これはクラス平均からの位置を示すので，0.5との差から背の高いほうからの位置を求め（0.5 − 0.4474 = 0.0526，約5%），50名のクラスなら高いほうから2,3番めとする．

3）その他の分布

〈例題〉では，母集団の母平均 μ と母標準偏差 σ が既知であったが，保健医療領域の多くの場合は，μ や σ は未知である．しかし，たとえ母集団が正規分布しなくても，標本集団が十分大きい（データ数30以上）ときには，標本平均 $\bar{x}$ とその標準偏差（前述の標準誤差）を母集団の推定値として代用することができる．$\bar{x} - \mu$ はほとんど0なので，このZは標準正規分布となる．

$$Z = \frac{\bar{x} - \mu}{\sigma / \sqrt{n}}$$

しかし，標本数が少ない場合（n<30）はどうだろうか．少数データを正規分布に当てはめると誤差が大きいので，このようなときには，母標準偏差 σ に代わり，標本標準偏差Sを用いて標準化した値 t が利用される．

$$t = \frac{\bar{x} - \mu}{S / \sqrt{n}}$$

この値 t は，自由度n-1の t 分布（t-distribution）に従う．t 分布は左右対称で山型の分布であるが，標本の大きさによって分布の形が変わり，自由度が大きくなるにつれて標準正規分布に近づいていく（**図9**）．

t 分布のほかに，標準正規分布から派生した分布に x^2 分布と F 分布がある．

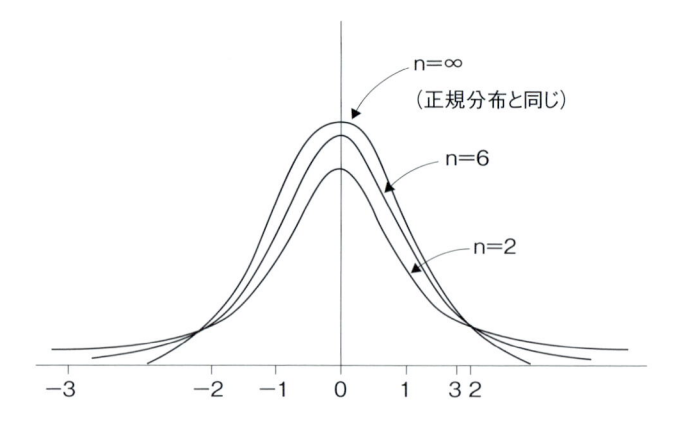

図9　t分布
(岡崎　眞：栄養調査・研究のための図解統計学（増補）．医歯薬出版，東京，1996, 78)

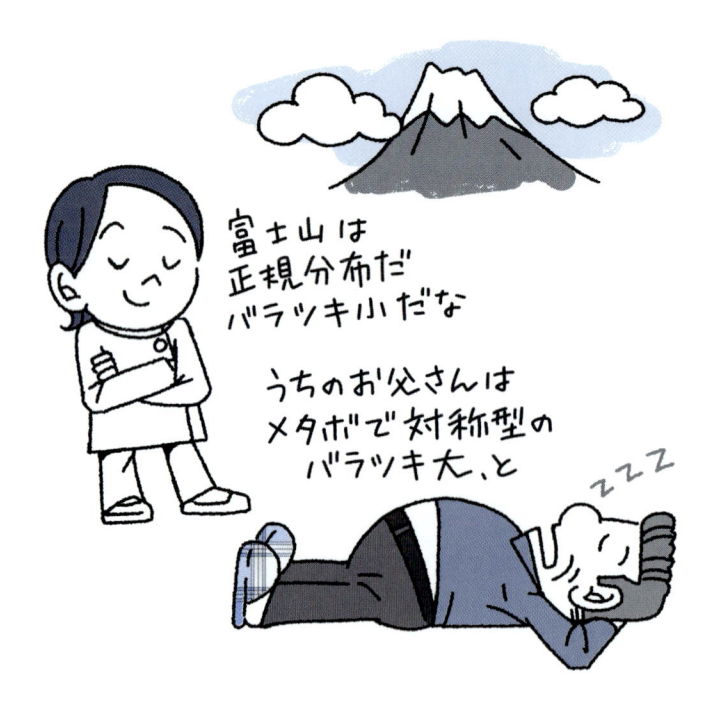

Ⅴ 集団を表す（グラフ）

1. 図表化

1）表の作成方法と留意点

表を作成する際には，次のような点に注意していく必要がある．
①取り扱っている統計量の性質について十分考慮すること
　CPIのコードは，順序尺度と考えられるために，平均値などによる集計表は望ましくない．むしろ，コードについては分布などをうまく表現できる表をつくるほうがよい．
② 何の目的のための集計なのかをいつも念頭におくこと
　DMFについても，D者率を主にするのか，D歯数を主にするのかによって，当然作表方法も異なってくる．
③ 集計している統計量のいくつかの交絡因子（関連のある要因）についても考慮していくこと
　歯周疾患についてのクロス集計をする際には，歯周疾患の項目と年齢，口腔清掃状態などの項目との関連を考慮しながら表を作成していくこと．

2. データの種類とグラフの作成

　同じデータでも，表現しようとする目的によってグラフの種類が異なってくる．**表1**に，中学1年生のDMF歯数の年次推移（学校保健統計調査より）を示した．

表1　中学1年生のDMF歯数の年次推移

平成（年度）	元	2	3	4	5	6	7	8
総数	4.30	4.30	4.29	4.17	4.09	4.00	3.72	3.51
男	3.93	3.91	3.91	3.80	3.75	3.69	3.41	3.21
女	4.68	4.71	4.69	4.56	4.46	4.32	4.04	3.81

1) 数値の比較 ―棒グラフ―

図10は，年次推移表（**表1**）からのデータによって作成した棒グラフである．棒グラフは，ここに示したように長方形の高さで数値を表現するのが一般的である．目盛りの付け方には，最大値が無理なく表現できる程度に縦軸を設定することが望ましい．ここでは，3つの区分（総数・男・女）のDMF歯数をそれぞれについて異なったハッチング（模様）で表した長方形の長さ（高さ）で表現した．同一年度のデータについては，3つの区分がくっついているが，各年度間はある程度離したほうがみやすい．

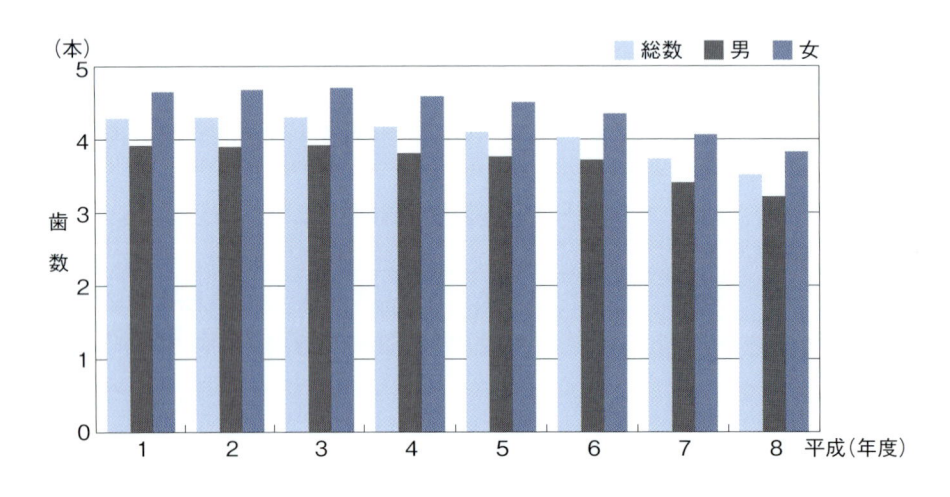

図10　中学1年生のDMF歯数の年次推移

2) 時系列の比較 ―折れ線グラフ―

年次推移表（**表1**）の同一のデータをDMF歯数の年度間の推移に重点をおいて表現したものが**図11**の折れ線グラフである．DMF歯数の推移を表すために，縦軸の範囲を3.0から5.0に区切って表現し，変化傾向をよりはっきりみられるようにした．折れ線グラフの場合，**図11**の例のように，各項目のグラフが交差していないときには線の種類にこだわる必要はないが，交差している，あるいはそれに近い状況の場合は，各線のパターン（実線・破線・点線など）やポイント（黒丸・白抜き丸・黒四角など）を変えたほうがみやすい．また，各年度のポイントをつける場合には，少し大きめにしたほうが各値の推移がみやすい．

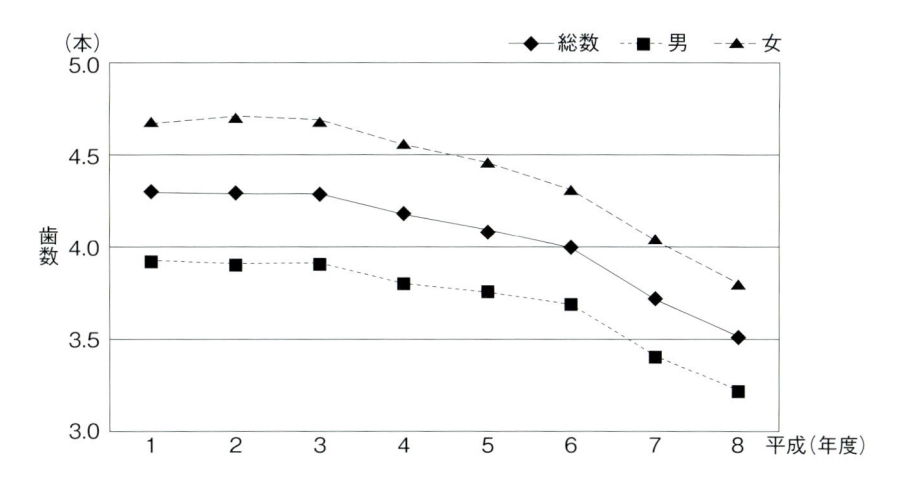

図11 中学1年生のDMF歯数の年次推移

3）構成比率の比較 —円グラフ・帯グラフ—

　ある年度の3歳児歯科健康診査の結果から，4（あ，い，う，え）県のう蝕罹患型（ここでは，O，A，B，Cの4区分：CはC1とC2の合計である）の分布を円グラフで表したものが**図12-①**である．ある特定の1県のデータのみを図で表現する場合には，円グラフを用いたほうが，小さな割合の構成要素（ここでは罹患型C）まで表現できる（円グラフの直径の3倍の長さで描く帯グラフに匹敵するといわれている）．

　帯グラフは，1県のみを表す場合には，あまりよい表現とならないが，いくつかを比較する場合（集団間，時代・年代間の比較）は，帯グラフを並列にした「並列帯グラフ」で表したほうが比較しやすい．**図12-②**に4県のう蝕罹患型の分布の比較を示した．こちらのグラフのほうが，各県の比較が容易である．

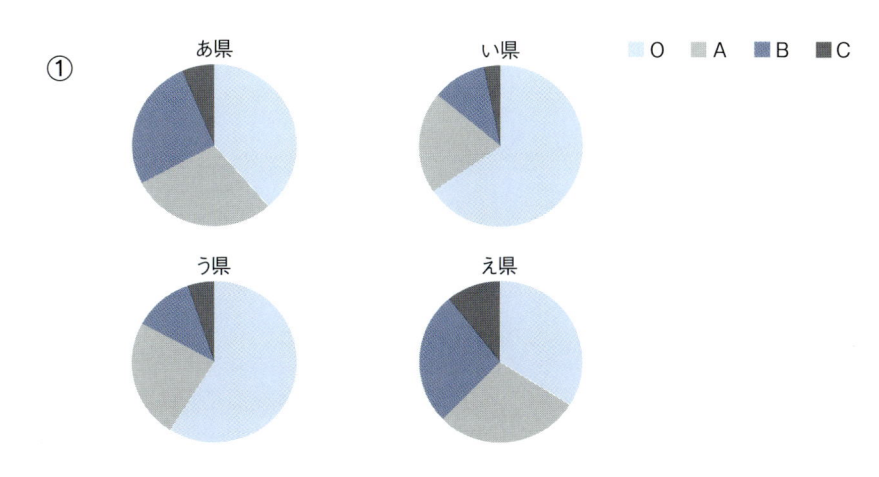

図12　各県における3歳児う蝕罹患型の分布

②

図12　各県における3歳児う蝕罹患型の分布

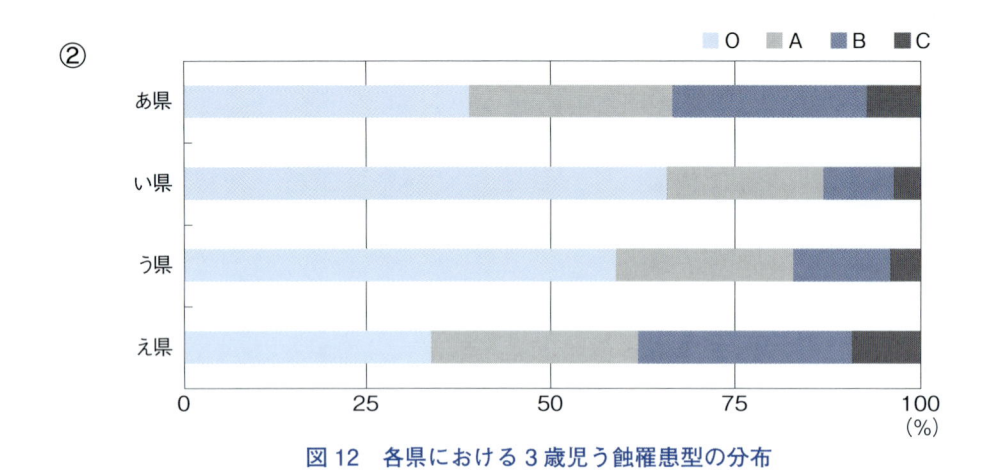

4）相対比較の比率　―レーダーチャート（クモの巣グラフ）―

　相対比較するデータがあったとしても，多くの場合，棒グラフのようなもので表せる．レーダーチャートを用いて表現する場合は，ある項目とその両隣の項目の関連性も考慮する必要がある．そこで，よく使われるのが，各因子間の大小が比較的容易に把握できるレーダーチャートである．

　図13は，平成15年度標準化死亡比（標準的な年齢構成に合わせて，地域別の年齢階級別の死亡率を算出したもので，全国の平均値を100とした場合の値である）で示した女性の死因を東京都と大阪府で比較したものである．

　この図から，東京都では乳がんおよび脳血管疾患による死亡が多く，大阪府では肝がんおよび肺炎がかなり多いことがわかる．このように，レーダーチャートを使うと，両都府の間の死因に差があることが容易に示せる．

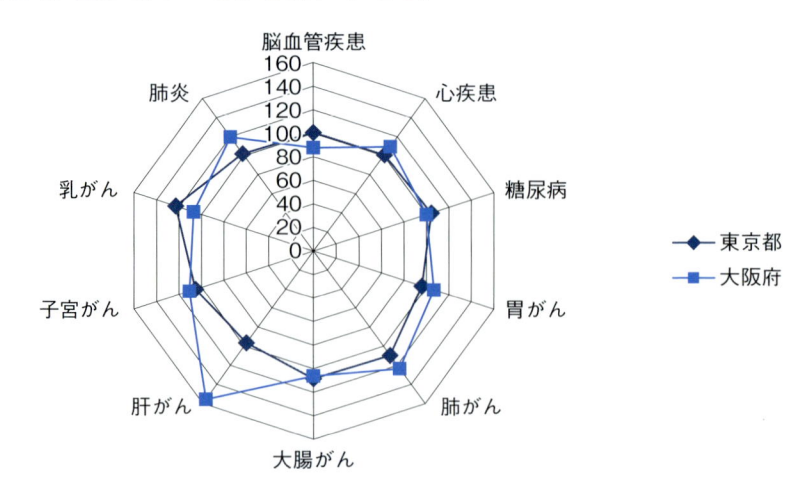

図13　標準化死亡比で示した女性の死因（平成15年度 東京都・大阪府）
（資料：厚生労働省 平成15年　人口動態統計）

第2章

集団の違いをみる（検定）

I 仮説検定

　いま，2つの母集団から抽出された標本1，標本2があるとする．その母平均が同一かどうか，つまり，標本1，標本2の母集団が一致しているかどうかということを検討したい．そこで，まず標本1，標本2の母集団には真の差がないという仮説（帰無仮説）を立て，同じ母集団から抽出された標本1，標本2から得られる統計量を用いて，この仮説のもとで標本1，標本2の差の起こる確率を求める．この確率がある値より小さいとき（通常 $p<0.05$，または $p<0.01$）には，非常にまれなことが起こったのであるから，それは最初に立てた仮説（帰無仮説）が間違っていると判断し，その仮説を捨て（棄却し），反対の仮説（対立仮説）を採択する．この基準となる確率を**有意水準**または**危険率**という．
　このような方法で比較する群の間に差があるといえるかどうかを判断することを，仮説検定とよんでいる．

1. 仮説検定の手順（図1）

1）帰無仮説，対立仮説の設定

　帰無仮説は「無に帰する仮説」ということで2つの母集団には差がないという仮説で，H_0 で表される．
　2つの母集団の統計量をそれぞれ μ_1，μ_2 とすると，帰無仮説は，
　　　$H_0 : \mu_1 = \mu_2$
である．
　一方，対立仮説は帰無仮説に対立する仮説であり，H_1 または H_a で表される．
　対立仮説には2通りの場合が考えられる．
　① 　$H_1 : \mu_1 \neq \mu_2$
　母平均は等しくないという仮説．検定は両側検定を行う．両側検定とは対立仮説を $\mu_1 > \mu_2$ または $\mu_1 < \mu_2$ のいずれか一方が成り立てばよいと考えている場合である．
　② 　$H_1 : \mu_1 > \mu_2$（または $\mu_1 < \mu_2$）
　母平均 μ_1 が μ_2 より大きい（または μ_1 が μ_2 より小さい）という仮説．検定は片側

```
┌─────────────────────┐
│ 帰無仮説，対立仮説の設定 │
└─────────────────────┘
           ↓
┌─────────────────────┐
│  有意水準（危険率）の設定 │
│          と         │
│     検定法の選択     │
└─────────────────────┘
           ↓
┌─────────────────────┐
│   検定統計量の計算    │
│          と         │
│     有意点の算出     │
└─────────────────────┘
           ↓
┌─────────────────────┐
│ 帰無仮説の棄却・採択の判定 │
└─────────────────────┘
```

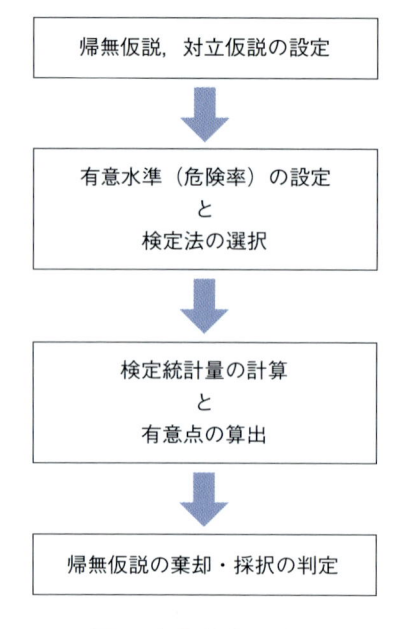

図1　仮説検定の手順

検定を行う．

　一般には，対立仮説は①の仮説が用いられ，両側検定が行われる．対立仮説②の仮説が用いられ，片側検定が行われるのは，特別な事情がある場合に限られる．特別な事情とは，事前情報（たとえば，新薬開発のように，新薬は旧薬より有効であるという仮定をおくことが妥当な場合）がある場合のことである．

2) 有意水準（危険率）の設定と検定法の選択

　有意水準（危険率）は正しい帰無仮説を捨て，間違った対立仮説を採択する確率のことでαで表す．一般に，5%（$\alpha = 0.05$）と1%（$\alpha = 0.01$）がよく用いられる．

3) 検定統計量の計算と有意点の算出

　検定法はχ^2検定，t検定，F検定などがある．仮説検定の目的によって使い分け，必要な検定統計量を算出する．

4) 帰無仮説の棄却・採択の判定

　有意点の値（限界値）は，分布表から得られる有意水準αに対応する値のことである．標本から得られた統計量（検定統計量）の値と有意点の値とを比較して，帰無仮説が棄却されるかどうかを判定する．つまり，検定統計量の値が棄却域にあれば帰無仮説は棄却され，採択域にあれば帰無仮説が採択される．

一般には，検定統計量の絶対値が，有意水準$\alpha/2$（2.5％，または0.5％）に対応する有意点の値よりも大きい場合，有意水準α（5％，または1％）で帰無仮説は棄却され，有意水準α（5％，または1％）で有意であるという（両側検定）．この場合，実際の確率はα（5％，または1％）よりも小さいので，$p < \alpha$（$p < 0.05$，または$p < 0.01$）と表現することもできる．

2. 仮説検定の判定

仮説検定における判断には，次の4つが考えられる．
　①正しい仮説を捨てる（棄却する）
　②間違った仮説を採択する
　③正しい仮説を採択する
　④間違った仮説を捨てる（棄却する）
このうち，①と②の2種類の誤り（過誤）をおかす可能性がある．
　①の誤りを第1種の過誤といい，この誤りをおかす確率をαで表す．αは先に示した有意水準または危険率のことである．
　②の誤りを第2種の過誤といい，この誤りをおかす確率をβで表す．$1-\beta$のことを検出力といい，「誤った帰無仮説を（正しく）棄却する」確率を表し，検定法の比較に有用である．
　2種類の過誤の確率をともにできる限り小さくすることが望ましいが，一方を小さくすれば他方が大きくなる．仮説検定では第1種の過誤を重視してαを一定以下（通常0.05（5％），または0.01（1％））におさえ，βを小さくする判定を考える．要するにどちらも小さいほうがよいが，$\beta = 2\alpha$程度とするのが一般的である．
　ここでは，有意水準（危険率）という考え方を使って仮説検定をする方法を学んだが，もう一つの考え方として**限界水準（限界確率）**という考え方がある．
　限界水準とは，ある検定統計量が得られる確率を計算したものである．有意水準で$p < 0.05$と示された場合，pはどのくらいの値なのかはっきりしない．ところが，限界水準では，たとえば$p = 0.0273$のように具体的に数値が示される．このほうが，単に$p < 0.05$と示されるより，よりはっきりと状況がわかるが，通常は，数表を用いることができないので，実際の値を計算しなければならない．この計算は近似値を用いる方法でも計算量が多いので以前は不可能とされていたが，最近はパソコンも含めたコンピュータの普及により計算が可能となっている．しかし，本書では有意水準を$p < 0.05$または，$p < 0.01$と設定し，数表を用いるという従来どおりの方法で解説していく（巻末の付表参照）．

II 平均値の差の検定

標本平均値は，母集団の平均値と偶然一致することはあっても，一致しないことがほとんどである．また，同一の母集団からの標本平均値であっても同じ値は示されない．逆にいうと，2つの標本集団が同一の母集団から抽出されたものか，別の母集団から抽出されたものかは，単に平均値のみを比較したのではわからない．それを知るために，平均値の差の検定を行う．

1. 統計量の計算

各検定法に従い，統計量を計算する．2標本間の平均値の差の検定の場合，まず2標本が等分散かどうかについて，F検定を行い，等しければスチューデントのt検定を，差があればウェルチのt検定を行う（**図2**）．

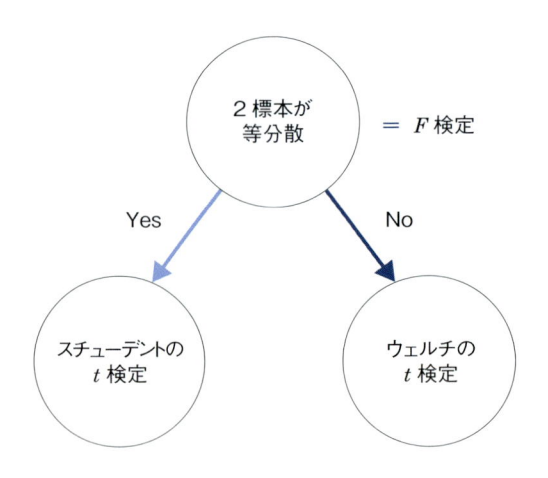

図2 平均値の差の検定

2. 自由度

検定の説明の前に，検定で用いる自由度について説明しよう．

自由度は標本数－1で表される．10個の標本の場合を考えてみよう．10標本の中から1標本を抽出するとする．それ以外に9通り抽出する方法がある．しかし1標本では1通りしかなく，他に方法がない．そのため自由度はない．よって自由度は標本数－1で表される．

3. F 検定（等分散の検定）

　一般に，同じ分散をもつ正規母集団から得られた2標本間の分散比は，F 分布に従うことが知られている．このことから，2つの標本集団が等分散であるかを検定する．

　まず，帰無仮説として等分散である，対立仮説として分散に差があるとする．次に，それぞれの群の不偏分散（S^2）を求め，下記の式に従い，不偏分散の値が大きいほうを分子に，小さいほうを分母にし，分散比 F_0 を求める．

$$F_0 = \frac{S_A^2}{S_B^2}$$
（$S_A^2 > S_B^2$ となるように設定する）

　次に，それぞれの標本の自由度を求め，両側検定をする．

　たとえば，A群が標本数10で不偏分散10.25，B群が標本数9で不偏分散7.55であったとする．このときA群の自由度は9，B群の自由度は8，分散比は $10.25/7.55 = 1.36$ となる．自由度9と8のときの $F_{0.05}$ 値は4.357である（114ページ：F 分布表参照）．$F_0 = 1.36 < 4.357 = F_{0.05}$ なので，仮説は採択され分散に差は認められない．

4. スチューデントの t 検定

2標本間の分散が等しい場合，スチューデントの t 検定を行う．
統計量 t_0 は下記の式から求められる．

$$t_0 = \frac{\text{A群の平均値} - \text{B群の平均値}}{\sqrt{\dfrac{\text{A群の偏差平方和} + \text{B群の偏差平方和}}{(\text{A群の標本数}-1)+(\text{B群の標本数}-1)}} \times \sqrt{\dfrac{1}{\text{A群の標本数}} + \dfrac{1}{\text{B群の標本数}}}}$$

$$= \frac{\overline{X}_A - \overline{X}_B}{\sqrt{\dfrac{(n_A-1)\cdot S_A^2 + (n_B-1)\cdot S_B^2}{(n_A-1)+(n_B-1)}} \times \sqrt{\dfrac{1}{n_A} + \dfrac{1}{n_B}}}$$

　先ほどの例でみてみよう．A群は標本数10で，B群は標本数が9であった．自由度 $= 17(10+9-2)$ の時の危険率5%の t 値は2.110となり，1%では2.898となる（116ページ：t 分布表参照）．このとき，統計量 t_0 が2.110より小さければ帰無仮説は棄却することができず，平均値に差があるとはいえない．もし，t_0 が2.110より大きい値を示せば，帰無仮説は棄却され，対立仮説が採用され，t_0 が2.898以上なら危険率1%で平均値に差が認められる．

5. ウェルチの t 検定

2標本間の分散が等しくない場合，スチューデントの t 検定ではなく，ウェルチの t 検定を用いる．ウェルチの t 検定ではスチューデントの t 検定とは異なり，下記の式で自由度を求める．

$$\text{自由度 df(degree of freedom)} = \frac{\left(\dfrac{S_A^2}{n_A} + \dfrac{S_B^2}{n_B}\right)^2}{\dfrac{\left(\dfrac{S_A^2}{n_A}\right)^2}{n_A - 1} + \dfrac{\left(\dfrac{S_B^2}{n_B}\right)^2}{n_B - 1}}$$

$$t_0 = \frac{\overline{X}_A - \overline{X}_B}{\sqrt{\dfrac{S_A^2}{n_A} + \dfrac{S_B^2}{n_B}}}$$

$S_A^2 > S_B^2$ の場合，両者の差が大きくなるほど，自由度は $(n_A - 1)$ に近づく．

先ほど求めた自由度を四捨五入し，整数にして，スチューデントの t 検定同様，棄却域を求める．ただし，ウェルチの t 検定を行う場合は，等分散とならなかった原因について考慮したうえで行うことが必要となる．

6. 対応のある t 検定

別々と思われる母集団から抽出された2群間の平均値の差の検定については前述したが，薬の投与前後の血圧の変化といったような，対応のあるデータでは異なる方法の t 検定で求めることになる．

たとえば，10人を対象とする場合，データ採取の回数は20回であっても，あくまでも10人が対象なので，自由度は9となる．

t_0 は下記の式により計算される．

$\overline{d}$ は，対応のあるデータの差の平均である．

$$t_0 = \frac{\overline{d}}{\sigma / \sqrt{n}}$$

t_0 は，いままでと同じ t 分布表から棄却域を設定する．

III 百分率の差の検定

1. 適合度の検定

適合とは，実際に測定した値（実測値）と理論値（期待値）とが一致しているかどうかを示し，適合度の検定とはそれを調べる検定法である．この検定法では，下記に示すχ^2値が，χ^2分布に従うことを利用する．

$$\chi^2 = \sum \frac{(実測値-期待値)}{期待値}$$

例題

月ごとの歯科医院の新患数を例に考えてみる．**表**はある歯科医院の月ごとの新患数であり，理論的にはどの月もほぼ同じ新患数と思われるが，実際は少し異なっている．この歯科医院では，4月から翌年の3月の12カ月間で月平均60名の新患数があった．しかし，月ごとでみると，6月は93名，2月は40名と大幅に差がある．ここで，この歯科医院で月ごとの新患数に差があるかどうかについて検定を行ってみた．

まず，帰無仮説には月ごとで新患数に差がないとし，平均値の60を期待値とした．対立仮説には月ごとで新患数に差があるとする．上記の式に従ってχ^2値を計算してみるとχ^2値＝37.87となった．このときの自由度は12－1の11であり，有意水準5％のχ^2値は，19.68，1％では24.73である（117ページ：χ^2分布表）．この例でのχ^2値は37.87と24.73より大きな数値となるので，有意水準1％で帰無仮説は棄却され，月ごとでの新患数に差があると判定される．

表　ある歯科医院の月ごとの新患数

	患者数（実測値）	期待値
4月	55	60
5月	60	60
6月	93	60
7月	76	60
8月	58	60
9月	60	60
10月	55	60
11月	44	60
12月	68	60
1月	48	60
2月	40	60
3月	63	60
合計	720	
平均値	60	

2. 分割表の検定

　先ほどの例では，ある歯科医院の一年間の新患数についてみたが，これは，医院によって違いはあるのだろうかといった，2次元的に検討する場合，分割表の検定を行う．先ほどの例に従い，4つの歯科医院の4月から6月，7月から9月，10月から12月，1月から3月までの四半期ごとの新患数を**表1**に示した．

　まず，帰無仮説に4つの歯科医院で四半期ごとの新患数に差はないとし，対立仮説には差があるとする．次に期待値を計算する．理論的には，どの歯科医院も四半期ごとの新患数の割合は**表1**の一番右手に示した四半期ごとの歯科医院の合計新患数の割合と同じになるはずである．また，第1四半期でみると，歯科医院ごとの新患数は歯科医院の一年間合計新患数である**表1**の一番下の合計数の割合と同じになるはずである．このことから，第1四半期のA歯科医院の期待値は，第1四半期の合計である710人にA歯科医院の合計新患数720人をかけて，4つの歯科医院の合計新患数2,757人で割ったもの185.42となる．同様にしてすべての期待値を示したものが，**表2**となる．さら

表1　新患数（実測値）

	A 歯科医院	B 歯科医院	C 歯科医院	D 歯科医院	合計
4月～ 6月	208	230	150	122	710
7月～ 9月	194	234	163	102	693
10月～12月	167	223	220	95	705
1月～ 3月	151	215	201	82	649
合計	720	902	734	401	2757

表2　期待値

	A 歯科医院	B 歯科医院	C 歯科医院	D 歯科医院	合計
4月～ 6月	185.42	232.29	189.02	103.27	710
7月～ 9月	180.98	226.73	184.50	100.80	693
10月～12月	184.11	230.65	187.69	102.54	705
1月～ 3月	169.49	212.33	172.78	94.40	649
合計	720	902	734	401	2757

に，期待値から実測値を引いた値を2乗し，期待値で割った値を**表3**に示す．この値の総合計値34.16がχ^2値となる．このときの自由度は4歯科医院－1と四半期－1をかけ合わせたもの，すなわち3×3で9となる．先ほどの適合度の検定と同様に自由度9の有意水準5％および1％値をみると，それぞれ，16.92，21.67となり（117ページ：χ^2分布表），χ^2値34.16はいずれの値より大きいため，有意水準1％で帰無仮説は棄却され，4つの歯科医院で四半期ごとの新患数に差があると判定される．

χ^2値の計算には下記の簡便式が用意されている．

この場合χ^2値は

$$\frac{208^2}{710 \times 720} = 2.302$$

となる．

また，2×2表（**表4**）では下記の簡便式でχ^2値を求めることができる．

表3 $\frac{(実測値－期待値)^2}{期待値}$

	A歯科医院	B歯科医院	C歯科医院	D歯科医院	合計
4月～6月	2.75	0.02	8.06	3.40	14.23
7月～9月	0.94	0.23	2.51	0.01	3.69
10月～12月	1.59	0.25	5.56	0.55	7.96
1月～3月	2.02	0.03	4.61	1.63	8.29
合計	7.29	0.54	20.73	5.59	34.16

表4 2×2表

	要因1	要因2	計
結果A	a	b	a＋b
結果B	c	d	c＋d
計	a＋c	b＋d	a＋b＋c＋d

$$\chi^2 = \frac{\left(|ad-bc| - \frac{n}{2}\right)^2 n}{(a+b)(c+d)(a+c)(b+d)}$$

Ⅳ 相関分析

2つのデータがお互いどのような関係にあるのかを検討する方法として，**相関分析法**がある．具体的には，身長と体重，年齢と血圧といったものが，それにあたる．

まず，2つのデータを x と y とし，点で示してみる．この図を相関図とよび，**図3**に示すような，3つのパターンに分けられる．

まず第1のパターンは，y の値が大きくなると x の値が小さくなる場合である．このような場合を負の相関という．

第2のパターンは，第1のパターンの逆で，y の値が大きくなると x の値も大きくなる場合である．これを正の相関という．

第3のパターンは前2つのいずれもの傾向がみられない場合である．この場合，相関関係は認められず，無相関となる．相関関係の強さを数量的に表したものを相関係数（r）という．

相関係数はそのデータの性質により異なった計算方法がとられる．

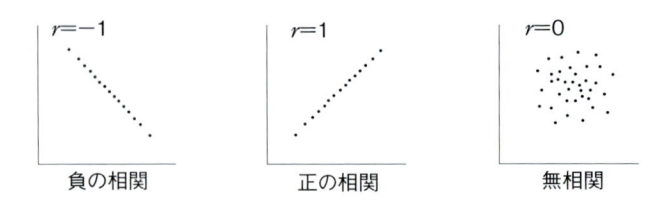

図3 相関係数と相関図

1. ピアソンの積率相関係数

データの性質が正規分布に従うような場合，ピアソンの積率相関係数を用い，下記の式により計算される．

$$r = \frac{\sum_{i=1}^{n}(x_i - \bar{x})(y_i - \bar{y})}{\sqrt{\sum_{i=1}^{n}(x_i - \bar{x})^2 \times \sum_{i=1}^{n}(y_i - \bar{y})^2}}$$

あるクラス12名の口腔衛生と保健指導のテスト結果を例にしてみる（**表5**）．

口腔衛生の平均点は72点，保健指導は78点となった．それぞれの人の点数から平均点を引いたものが（$x_i - \bar{x}$）となる．

同様に，保健指導でも（$y_i - \bar{y}$）を計算してみる．$\sum(x_i - \bar{x})(y_i - \bar{y})$ を計算し，その値がプラスであれば正の相関を，マイナスであれば負の相関を示す．さらに，この値の絶対値が大きければ強い相関を，小さければ弱い相関となる．しかしながら，データの大

きさや数によりこの$\Sigma(x_i-\bar{x})(y_i-\bar{y})$は変わり，規準化するため$\sqrt{\Sigma(x_i-\bar{x})^2\Sigma(y_i-\bar{y})^2}$で割る．その値のことを相関係数と呼び，必ず−1と1の間の数字となる．この場合，相関係数rは0.81となる．一般に，相関係数の絶対値が0.8以上の場合，強い相関があるといわれている．

表5　あるクラス12名の口腔衛生と保健指導のテスト結果

	口腔衛生	保健指導
1	70	75
2	65	60
3	80	90
4	90	95
5	75	78
6	68	75
7	55	77
8	84	88
9	60	65
10	75	76
11	77	85
12	65	72
合計	864	936
平均値	72.00	78.00

2. スピアマンの順位相関係数

ここまで述べたピアソンの積率相関係数は，対となる2つのデータが正規分布に従うという条件があった．そこで，それ以外の順位データなどを扱う場合に用いるのが**スピアマンの順位相関係数**である．

表6はある年のセ・リーグの順位と1試合平均観客動員数を示したものである．優勝はAチームで観客動員数ももっとも多く，逆に最下位のFチームの観客動員数は5位であった．そこで順位と観客動員数の順位の差を求めてみる．この値をもとに下記のスピアマンの順位相関係数（r'）の式に代入してみると，r'は0.29となる．

$$r' = 1 - \frac{6\sum_{i=1}^{n}(x_i-y_i)^2}{n(n^2-1)}$$

以下，ピアソンの積率相関係数で行った検定と同様の方法で検定を行う．

表6 ある年のセ・リーグの順位と1試合平均観客動員数

チーム名	順位 (x)	1試合平均観客数	観客数順位 (y)	$x-y$	$(x-y)^2$
Aチーム	1	54,050	1	0	0
Bチーム	2	25,671	4	−2	4
Cチーム	3	34,343	3	0	0
Dチーム	4	38,257	2	2	4
Eチーム	5	14,943	6	−1	1
Fチーム	6	21,929	5	1	1

3. 回帰式

　相関とは2つのデータの関連について数学的にみたものである．そのため正の相関では，ある一方のデータが増加したとき，もう一方のデータはある割合で増加する．その関係を方程式で表したものを，回帰方程式という．その方程式は直線であったり，曲線であったりするが，ここでは直線の場合について考えてみる．

　回帰直線を求める方法として最小二乗法といい，以下の正規方程式を解くことにより，回帰直線 $y = \mathrm{a} \times \mathrm{b}x$ が求められる．

$$\sum_{i=1}^{n} y_i = n\mathrm{a} + \mathrm{b}\sum_{i=1}^{n} x_i$$

$$\sum_{i=1}^{n} x_i y_i = \mathrm{a}\sum_{i=1}^{n} x_i + \mathrm{b}\sum_{i=1}^{n} x_i^2$$

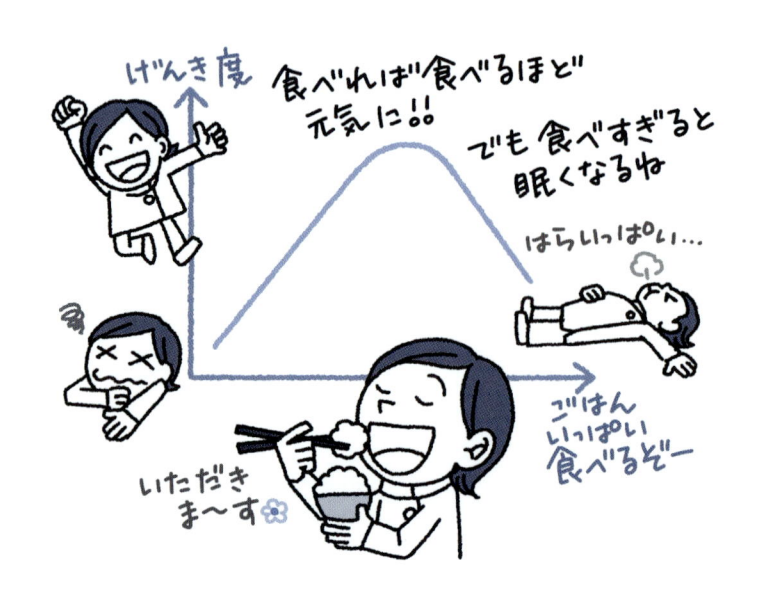

第3章 疫学を知る

I 疫学とは

　疫学は元来，地域のなかで発生した疫病（感染症）の流行状態を調査することによって，その予防方法を見い出すことを目的としていた．ところが，抗生物質の発見や医学・医療技術の進歩および衛生観念の普及によって多くの感染症の制御が可能となり，疫学の対象もガンや循環器疾患などの非感染性の慢性疾患に拡大された．さらに，時代の推移とともに，この範囲は公害，職業病，事故などの健康障害の原因究明と予防対策にも応用されるようになり，現在では，100歳高齢者や8020達成者といった健康集団を対象とする調査から，どのような要因が健康の維持と推進に有効であるかを解明するところまで，疫学の範囲は広がっている．

1. 定 義

　B.MacMahonとT.F.Pughは，その著書のなかで，「疫学は人の病気の度数分布とその規定因子を研究する学問である」と疫学を定義している．金光らは，「疫学は人間集団を対象として人間の健康およびその異常の原因を宿主，病因，環境の各面から包括的に考究し，その増進と予防を図る学問である」として，疫学の目的までを含んだ定義を行っている．
　また，山本は，「人間集団内の健康事象の分布に関する法則性を見い出す科学である」と述べている．さらに，重松と柳川は，「疫学とは疾病頻度の観察を通じて，頻度の規定因子や疾病の原因を追究する方法や原理，およびそこから得られた知識を指す」と定義し，疫学は科学であり，それを実践することであって，疾病頻度の分布そのものではないと説明している．

2. 目 的

　疫学の目的は，疾病あるいは健康異常の発生を規定する因子を明らかにすることによって，これらの疫病や異常を予防することである．
　近年，疫学的手法を用いて患者の治療効果や予後の規定因子を明らかにすることに関

心が寄せられ，これを「臨床疫学」とよぶようになった．したがって，疫学の目的は予防のみであると単純にいえなくなってきたが，主要目的が予防であることに変わりはない．

なお，長寿者や高度の健康者を対象に健康増進因子を求める場合，これを「健康の疫学」という．

したがって，現代における疫学の目的は，①疾病または健康にかかわる異常を正確に把握し（疫学的診断），②これらの疾病，異常の発生要因を解明する（疫学的要因）ことにより，人間の健康の保持・増進をはかることである．

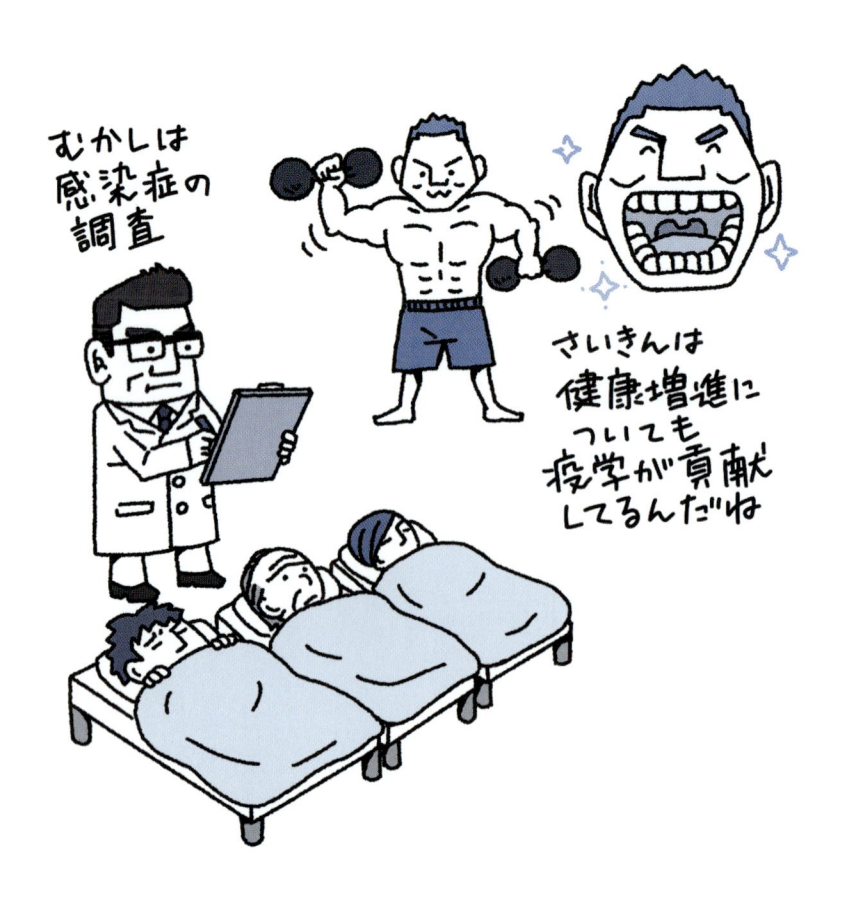

II 疫学と倫理

1. 疫学の倫理的ポイント

　疫学研究を倫理的に進めるポイントとしては，真理追究，人権尊重，適切な方法，社会規範の遵守，研究の公開といった項目が挙げられている．
　最近は，個人情報保護やプライバシーに関する権利などが盛んに議論され，疫学研究もこのような社会現象に否応なく直面している．

2. 倫　理

　倫理とは何だろうか．イメージとしてはなんとなく存在するが，きちんと定義して議論されていることはあまりない．道徳あるいは法律との差をみると，「道徳は社会的な存在として人間が守らなければならないこと」であり，「法律は，国により，時には罰則規定を設けてでも遵守させなければもの」と考えられる．したがって，疫学と倫理は一致していることも多いが，しないこともある．
　一方，「倫理」という言葉は通常，単独で用いられることはなく，「医療の倫理」，「公務員の倫理」というように，対象を限定して用いられることが多い．そこで考えられるのは，「特定の地位や立場にある者が守らなければならない事項」と考えることができる．疫学研究における倫理問題も，「疫学研究を行うという特定の立場にある者が守らなければならない事項」ということができよう．
　また，倫理に関する問題は，人文科学の分野のものであり，決定論的に「これが正しい」とはいえないものである．だからといって，避けて通ることのできない課題であるし，いい加減に扱うと研究が遂行できなくなる可能性もある．したがって，研究を行う者自身がきちんとした態度で考え，臨まなければならない．

3. 疫学研究における倫理

　文部科学省および厚生労働省は，研究者が人間の尊厳および人権を守るとともに，適正かつ円滑に研究を行うことができるよう，日本国憲法，個人情報の保護に関する諸法令およびヘルシンキ宣言などに示された倫理規範も踏まえ，平成14年に文部科学省・厚生労働省で制定し，平成19年に全面改正した疫学研究に関する倫理指針，および平成15年に厚生労働省が制定し平成20年に全面改正した臨床研究に関する倫理指針をそれぞれ定めてきた．しかし，指針の適用対象となる研究の多様化により，目的・方法について共通するものが多くなり，また指針の適用範囲がわかりにくいとの指摘がなされ，これらの指針を統合し，「人を対象とした医学研究倫理に関する倫理指針」を平成26年

12月22日定めた.

　この指針は，人を対象とする医学系研究の実施にあたり，すべての関係者が遵守すべき事項について定めたものである．また，研究機関の長は研究実施前に研究責任者が作成した研究計画書の適否を倫理審査委員会の意見を聴いて判断し，研究者などは研究機関の長の許可を受けた研究計画書に基づき研究を適正に実施することを求めている．また，人を対象とする医学系研究には多様な形態があることに配慮して，基本的な原則のみを示している．研究者のみならずすべての関係者は高い倫理観をもち，人を対象とする医学系研究が社会の理解および信頼を得て社会的に有益なものとなるよう，これらの原則を踏まえつつ，適切に対応することが求められている．

　表1に，「人を対象とした医学研究倫理に関する倫理指針」のおもな目次を掲げる．このような項目を理解して疫学研究を進める必要がある．

表1　人を対象とした医学研究倫理に関する倫理指針の目次（抜粋）

第1章　総則
　第1　目的及び基本方針
　第2　用語の定義
　第3　適用範囲　1 適用される研究，2 日本国外において実施される研究
第2章　研究者等の責務等
　第4　研究者等の基本的責務　1 研究対象者等への配慮，2 研究の倫理的妥当性及び科学的合理性の確保等，3 教育・研修
　第5　研究責任者の責務　1 研究計画書の作成及び研究者等に対する遵守徹底，2 研究の進捗状況の管理・監督及び有害事象等の把握・報告，3 研究実施後の研究対象者への対応
　第6　研究機関の長の責務　1 研究に対する総括的な監督，2 研究の実施のための体制・規程の整備等，3 研究の許可等，4 大臣への報告等
第3章　研究計画書
　第7　研究計画書に関する手続　1 研究計画書の作成・変更，2 倫理審査委員会への付議，3 研究機関の長による許可，4 研究終了後の対応．
　第8　研究計画書の記載事項
　第9　研究に関する登録・公表　1 研究の概要及び結果の登録，2 研究結果の公表
第4章　倫理審査委員会
　第10　倫理審査委員会の設置等　1 倫理審査委員会の設置の要件，2 倫理審査委員会の設置者の責務
　第11　倫理審査委員会の役割・責務等　1 役割・責務，2 構成及び会議の成立要件等，3 迅速審査，4 他の研究機関が実施する研究に関する審査
第5章　インフォームド・コンセント等
　第12　インフォームド・コンセントを受ける手続等　1 インフォームド・コンセントを受ける手続等，2 研究計画書の変更，3 説明事項，4 同意を受ける時点で特定されなかった研究への試料・情報の利用の手続，5 研究対象者に緊急かつ明白な生命の危機が生じている状況における研究の取扱い，6 インフォームド・コンセントの手続等の簡略化，7 同意の撤回等
　第13　代諾者等からインフォームド・コンセントを受ける場合の手続等　1 代諾の要件等，2 インフォームド・アセントを得る場合の手続等
第6章　個人情報等
　第14　個人情報等に係る基本的責務　1 個人情報等の保護，2 適正な取得等
　第15　安全管理　1 適正な取扱い，2 安全管理のための体制整備，監督等
　第16　保有する個人情報の開示等　1 保有する個人情報に関する事項の公表等，2 開示等の求めへの対応
第7章　重篤な有害事象への対応
　第17　重篤な有害事象への対応　1 研究者等の対応，2 研究責任者の対応，3 研究機関の長の対応．
第8章　研究の信頼性確保
　第18　利益相反の管理
　第19　研究に係る試料及び情報等の保管
　第20　モニタリング及び監査

III 疫学の研究方法

1. 疫学の方法論（図1）

　疫学は，対象とする疾病または健康異常を定義づけ，性，年齢あるいは地域や職業などでグループ分けされた人間集団の疾病の発病と流行の情報を集めることから始まる．情報の収集を行い，集団間での比較によって，発病と流行の要因を推定していく分野が記述疫学（descriptive epidemiology）である．記述疫学から導かれた仮説をもとに，疾病の流行に対する特定要因の寄与を分析し，評価する手順が分析疫学（analytical epidemiology）である．さらに，推定された発病と流行の要因を人為的に変化させたり，除去することによって，その寄与を評価する方法が介入研究（intervention study）である．

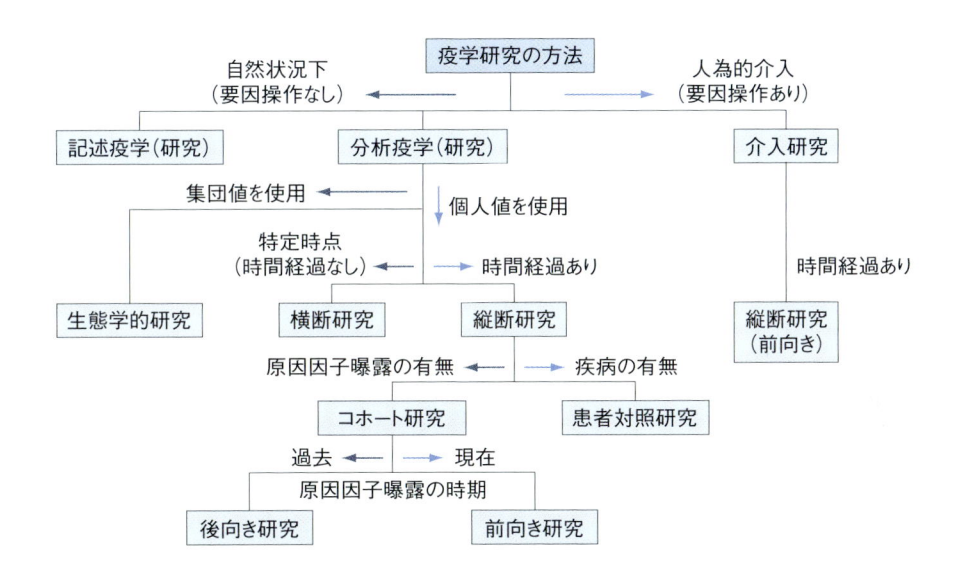

図1　疫学の研究方法
（重松逸造，柳川　洋監修：新しい疫学．日本公衆衛生協会，1991．一部改変）

2. 記述疫学

記述疫学とは，人間集団の健康にかかわる疾病や異常などを観察・記録し，その特性を検討して，発生の要因に関する仮説を立てることを目的としている．

記述疫学によって検討された歯科保健医療に関連する項目

1. 年　齢

乳歯および永久歯の歯冠部う蝕の罹患傾向は，歯の萌出直後，つまり幼児期と学童期に高く，歯根面う蝕は20歳以降の成人期に始まり50歳代でピークを示す．歯周疾患についても年齢的な相違は顕著であり，歯肉炎は乳歯列期にはほとんどが軽症であるが，有病者率は20～40％程度みられる．混合歯列期から永久歯列期にかけて有病者率は50％を超え，20歳を過ぎた成人になると，歯周炎も合わせた歯周疾患の有病者率は60～90％に達する．

一方，歯周炎は10歳代の思春期頃から出現し，20歳以降急増するが，60歳を過ぎると，歯の喪失とともに有病者の割合は低下する．

一般に，死因の年齢別の変化も明らかで，乳幼児や学童期には先天異常や不慮の事故が多く，青年期では自殺と不慮の事故となり，35歳を過ぎると口腔癌を含む悪性新生物，心疾患および脳血管疾患といった生活習慣病が大きな割合を占める．

2. 性　別

永久歯の歯冠部う蝕の有病者率や喪失歯率は女性に高い傾向が認められるが，歯根面う蝕の有病者率は逆に男性に多い．成人の歯周疾患有病者率は男性に高い傾向がある．口腔領域の悪性新生物の死亡者数も男性に多いことが知られている．

全身疾患においても，悪性新生物を含む肝疾患，気管支・肺疾患，結核，事故，自殺などの死亡率は女性に比べて男性が2倍以上高い．

3. 職　業

歯科疾患のなかで，労働安全衛生法によって6カ月ごとの検診が義務づけられているのは酸やフッ化水素を取り扱う職種であり，酸蝕症の発現率が高い．また最近，歯根面う蝕や楔状欠損といった成人期のう蝕は，空軍のパイロットや消防署員に多いという報告があり，ライフスタイルとの関連が示唆されている．

このように疾病や健康異常のなかには，職業環境と関連するものがあり，そこから派生する社会経済的な要因やライフスタイルにかかわる影響を無視することはできない．

4. 地　域

日本のような先進国では，乳幼児のう蝕有病者率は，一般に地方で高く，都市部では低い傾向を示すが，途上国では，逆に都市部では高く地方で低い状態を示すところが多い．しかしながら，歯周疾患の有病状況については，世界的にみても明確な差はないといわれている．全身疾患のなかでは，脳血管障害による死亡率をみると，東日本で高く，西日本で低い東高西低型の分布を示す．

3. 分析疫学

　記述疫学によって得られた疾病や健康障害の要因となる仮説を，調査する側の介入なしに検証し評価する手順が分析疫学である（図2）．疾病や健康障害が発生する時期とその要因の作用する時期の間には，時間的なズレがある．この時間の経過を考慮した方法を縦断研究，考慮しない方法を横断研究とよんでいる．そのため分析疫学は，時間的な経過により横断研究（断面研究）と縦断研究に大別される．

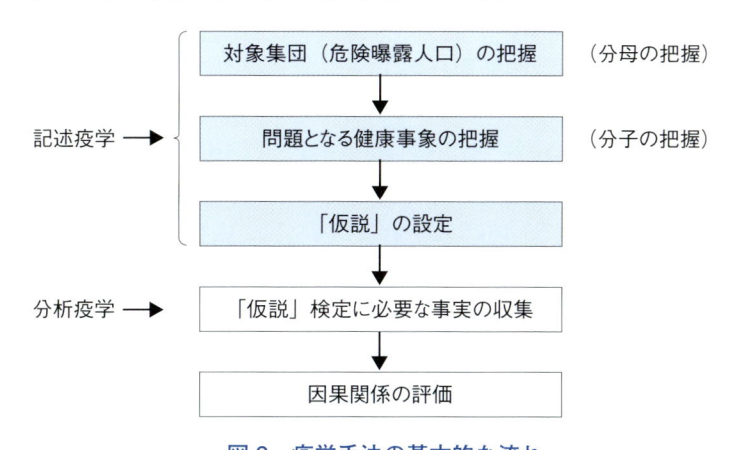

図2　疫学手法の基本的な流れ
（歯科衛生士テキスト　口腔衛生学―口腔保健統計を含む―学建書院，東京，2000）

1) 横断研究（断面研究）cross sectional study

　一般に，横断研究とは，決められた特定の時点における限定された集団（または個人）の要因の曝露状況と，そのときの疾病または健康障害の有無を調査，検討することである．

2) 縦断研究 longitudinal study

　調査集団の設定を疾病の有無によって2群に分けて比較する場合を患者対照研究（case control study）とよび，要因の曝露の有無で分けて比較する場合をコホート研究（cohort study）という．

(1) 患者対照研究 case control study

　目的とする疾病がある者の集団とない者の集団を比較し，疾病発生に関与する因子の関連性を，頻度あるいは量的に検討する手法である．この研究は，疾病の発生後に過去へさかのぼって原因因子を検討するので，一般的に後ろ向き研究（retrospective study）といわれる．
　たとえば，3歳児歯科健康診査でう蝕がある幼児とない幼児とを2つの集団に分け，

1歳6カ月や2歳児の生活様式や保健習慣を調査することで，寝るときの哺乳瓶使用，間食の摂取頻度，歯磨き習慣などの因子の相対危険度を求めることができる．

患者対照研究は，発生頻度がきわめて少ない疾病，異常でも実施できることや，症例の収集が容易であり，結果が出るまでの期間が短く，労力や費用が少なく済むという利点をもつ．一方，比較しようとする集団（対照集団）の選定が容易でなく，過去の記録や記憶に頼らざるをえないので，得られた情報の信頼性が落ちるという欠点がある．

(2) コホート研究 cohort study

Case（1956）は，疾病の疫学的研究に際し，出生年度を同じくする群をコホート（軍隊用語で同年兵という意味）と称し，同一コホートを長期間継続観察する方法をコホート調査（cohort study）と称した．疾病，異常の発生に影響を与えると仮定される要因に曝露されている集団と，曝露されていない集団とを時間経過を考慮して比較検討し，疾病の発生状況の差異をみる方法である．この方法は，以下に説明するように原因と仮定される因子の曝露が過去なのか現在なのかによって，後ろ向きコホート研究（retrospective cohort study）と前向きコホート研究（prospective cohort study）の2つに分類される．

①後ろ向きコホート研究

過去に，原因因子に曝露した集団とそうでなかった集団に分け，それぞれのグループで現在までに生じた疾病や異常を検討するのが，後ろ向きコホート研究である．

たとえば，現在5歳の児童が3歳のときに，*mutans streptococci* のレベルが高かった群と低かった群の2集団を設定したとき，現時点で，う蝕有病状況が2集団でどう異なるかを比較しようとするものである．

②前向きコホート研究

現在，原因因子に曝露しているグループとそうでないグループに分け，それぞれのグループで将来どのように疾病や異常が発生していくかを検討するのが，前向きコホート研究である．これは，対象者を追いかけていく方法なので，追跡研究ともいわれる．

たとえばう蝕が認められない健全歯列の3歳児を *mutans streptococci* のレベルによって，高い群と低い群の2群に分け，同一集団の5歳までのう蝕発病状況を経年的に追跡し，2集団間でう蝕の発病がどのように異なる経過をたどるかを比較検討する手段である．

前向きコホート研究では，発生する事象を経年的に実際に観察していくので，信頼性は高く，曝露因子が疾病や健康障害にどの程度関与しているかを直接解析することができる．しかし，長期間の調査を要するため，脱落者が起こりやすく，対象者の数が問題となり，また，発生頻度の小さい場合は適さない．さらに，ある程度の調査経費と労力が必要とされ，結果が短期間に出ないという欠点がある．

4. 介入研究

　介入研究とは，研究対象となった集団や個人に対して，個人の意志と関係なく，研究計画にしたがって研究者が要因を割り当て，疾病および健康障害とその要因との関連について仮説を検討する方法である．人間を対象とした実験的な研究なので，仮説を検証するのに最も直接的な方法であるが，記述疫学や分析疫学の検討結果から，仮説として考えられる要因を，対象集団の意志に関係なく，人為的に与える人体実験となるので，その研究成果がいかに人類に貢献すると確信できても，調査対象となる本人の同意を得ることは必須事項である．

　したがって，介入研究の第一は，研究計画を作成し，大学，研究所，または地方自治体の倫理委員会（ethics committee）に提出し，承認を得ることである．第2に，研究対象者に対して，研究の目的，方法，期間などの概略を説明し，研究への協力依頼を行い，研究への参加が，本人の意思であることを確認する同意書を作成することが必要である（informed consent）．さらに，研究対象者に与えようとする要因は，疾病を予防するかまたは病気の予後を改善することが期待され，人体に悪影響を及ぼさないことが明らかなものに限られる．

　歯科保健分野における介入研究の典型例としては，水道水へのフッ化物添加のう蝕予防効果であろう．**表2**はBurt and Eklundによるアメリカとカナダの4つの地域における水道水フッ化物添加地区と非添加地区のDMFT指数および一人平均喪失歯数の比較を示したものである．いずれの地域でも，低濃度フッ化物によるう蝕予防効果の仮説を実証するために，1945～46年に1.0～1.2ppmのフッ化物濃度で水道水へのフッ化物添加が開始され，15年間に及ぶ研究の結果，12～14歳の小児においては，いずれの地域でも48～70％のう蝕抑制率を示した．

表2　初期の水道水フッ化物添加実施地区（米国，カナダ）におけるう蝕予防効果

地区	年齢(年)	調査年度	平均 DMF歯数	差（％）	平均 M歯数	差（％）
グランド・ラピッズ（F）	12～14	1944～1945	9.58		0.84	
		1959	4.26	－55.5	0.29	－65.5
エヴァンストン（F）	12～14	1946	9.03		0.19	
		1959	4.66	－48.4	0.06	－68.4
サルニア（非F）	12～14	1955	7.46		0.75	
ブラントフォード（F）		1955	3.23	－59.7	0.22	－70.7
キングストン（非F）	13～14	1960	12.46		0.92	
ニューバーグ（F）		1960	3.73	－70.1	0.10	－89.1

注：いずれの地区（F）も，1945～1946に水道水フッ化物添加が開始された．

（Ast DB, Fitzgerald B. Effectiveness of water fluoridation, J. Am. Dent. Assoc., 65：581～588, 1962.）

Ⅳ スクリーニング

1. スクリーニング検査法

　スクリーニングという言葉から，間接Ｘ線による肺の検査や学校でのツベルクリン検査を想い起こす人は多いことだろう．もし，症状が出現する前の早い段階で結核が発見できれば，症状に気づくまで放置した場合より発症の予防や治療でよい対応が期待できる．このように，みたところ異常のない集団から，目的とする病気や異常の疑われる者を効率よく選別する方法をスクリーニング検査という．

1) スクリーニング実施の条件

　スクリーニングを実施するうえで必要な要件として，次のことが挙げられる．
1) 重要な病気であること
　　歯科疾患は罹患頻度が高く重要な病気である．
2) 検出可能な無症状の期間が存在すること
　　う蝕や歯周病も，初期のうちはその症状に気づかないことが多い．30～60歳代の成人を対象にした歯科健康診査では，早期に異常が発見された無自覚者の割合が，受診者の40％であったといわれている．
3) 適切な治療方法が確立されていること
4) 適切なスクリーニング方法が確立されていること
　　病気や異常のある者を，そうでない者と正確に識別することを，有効性または妥当性といい，これは敏感度と特異度の高さから評価される．また，同じ条件で検査を繰り返し行った場合，変動が小さく同じ結果の得られることを信頼性または再現性という．信頼性は検査者の誤差や測定器具による誤差，測定対象の不安定などに左右される．
　　有効性や信頼性の高いものが優れたスクリーニング検査である．
5) その検査方法が集団に実施可能であること
　　検査の簡便性とでもいうべきもので，集団に実施するには時間や費用がかからず，苦痛や危険を伴わないことが要件となる．
6) 経済的に合理的であること
　　集団に実施する場合，医療経済的な評価が用いられる．

2) スクリーニング検査の評価

(1) 評価に用いる指標（表3）

　①敏感度（sensitivity：ST）　$\dfrac{TP}{TP+FN}$

表3 スクリーニング検査の結果と状態

区分		スクリーニング検査判定		
		陽性	陰性	計
健康状態	異常	真陽性 (TP)	偽陰性 (FN)	(TP + FN)
	正常	偽陽性 (FP)	真陰性 (TN)	(FP + TN)
	計	(TP + FP)	(FN + TN)	総数

異常のある人が検査で陽性と判断される割合をいう．

②特異度（specificity：SP） $\dfrac{TN}{FP+TN}$

正常な人が検査で陰性と判断される割合のことで，敏感度と特異度は一方が高くなると他方は低くなるという関係にある．

③陽性反応適中度（predictive value of positive test：PVP） $\dfrac{TP}{TP+FP}$

検査で陽性となった人のうち異常のあった人の割合をいう．

④陰性反応適中度（predictive value of negative test：PVN） $\dfrac{TN}{FN+TN}$

検査で陰性となった人のうち正常であった人の割合のことで，陽性反応適中度とともに検査の結果からみた正常と異常な者の識別の程度を評価するのに用いる．敏感度と特異度が一定のとき，この2つの指標は疾患の有病率に影響される．

(2) スクリーニングレベルの決定

スクリーニング検査を実施する場合，どの値を示したら異常とするかを決めておかなければならない．この陰性と陽性の判定基準をスクリーニングレベルという．これは，正常者と異常者から得られた検査値の度数分布を求めるとわかりやすい．**図3**の①のように2つの分布が完全に分離していれば，敏感度，特異度ともに100％となり，スクリーニングレベル（A点）は容易に決まる．しかし通常は，両者の分布は**図3**の②のように重なる．このときB点で区切れば，敏感度は100％となるが，正常なのに異常と判定された者（偽陽性）が混じるため特異度は低くなる．一方，C点を境界にすると，特異度は100％となるが，検査で見逃される患者（偽陰性）が多くなるため敏感度は下がることになる．一般に，スクリーニングレベルは敏感度と特異度の合計が大きくなるように設定することが多い．しかし，目的とする疾患がガンのように見落とす影響が重大な場合には，敏感度が高くなるよう（B点近く）に設定される．

①

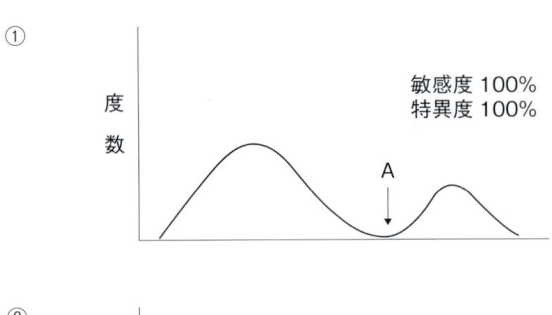

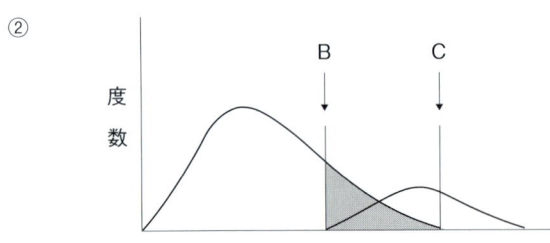

敏感度 100%
特異度 100%

度数

A

②

度数

B　C

図3　検査値と分布とスクリーニングレベル

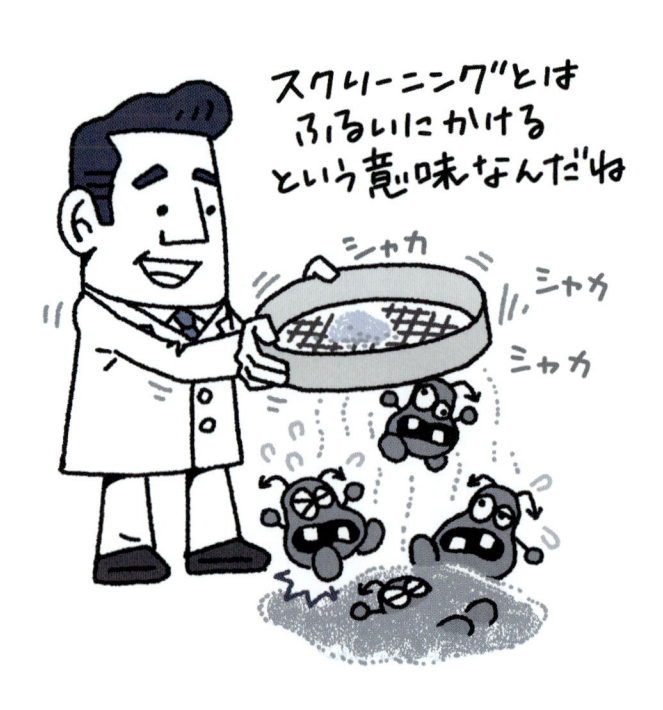

スクリーニングとは
ふるいにかける
という意味なんだね

Ⅴ EBM

1. EBMとは

　Evidence Based Medicine（EBM）とは，医療において，現在ある最良の根拠《evidence》を理解したうえで慎重に実施することである．臨床的な診断や治療は，個人の経験や慣習に左右されることがよくある．また，単に動物実験より類推した論理や権威者の意見により考察されることもある．EBMは，疫学などの研究成果や，実証的かつ実用的な根拠（証拠）を用いて，効果的で質の高い患者中心の医療を実践することである．

　EBMの実践とは，必要となる診断や予後，治療法，その他の臨床あるいは保健上の問題についての情報を生涯にわたり吸収し，臨床の場に応用していくことである．EBMの実践は以下の手順で行う．

　①臨床上の情報・問題をきちんと理解する．患者の問題の定式化を行う．
　②患者の問題に答えるためにもっとも効率的な方法で，理学所見や臨床検査，文献，その他の情報源のいずれかより最良の根拠（evidence）を追求する．
　③妥当性や有用性（臨床的応用性）という点でその根拠を検証評価する．
　④この評価結果を，臨床的専門技量と統合し，実地臨床にその結果を応用する．
　⑤自分たちの実行したことを事後評価する．

2. EBMと臨床研究

　EBMを最初に提唱したのは，カナダのマクマスター大学臨床疫学教授（当時）のサケット博士である．EBMはいろいろな外的根拠を駆使することと技法が中心となるが，そのほとんどが臨床疫学に基礎をおいているといっても過言ではない．この外的根拠というのが，臨床疫学の知識である．したがって，EBMを理解するためには臨床疫学の知識が不可欠である．EBMを理解するうえで，とりあえず知っておいたほうがよい知識を整理しておこう．

　現在，臨床疫学でもっとも大きな問題となっているのは，「因果関係」「診断の適否」「治療の効果」となっている．これらを理解するためのおもな処理方法を以下に列記する．

3. バイアスの除去とマスキング

　どのような研究でも，結果に対してバイアス（bias；偏り）がかかる可能性はある．対象の選択・割り付けでのバイアスを避ける方法には無作為化がある．割り付けを無作為化しても，検査所見などを評価する人が先入観を持って判断したり，被験者が対照群か実験群かを知ることで影響が出るのでは，バイアスの少ない研究とはいえない．そこ

でマスキング（masking）という方法が行われるわけである．これはどちらの群であるか，どちらの治療法であるかなどをまさに目隠しすることである．

マスキングの種類には被験者だけには知らせない「一重マスキング」と被験者と測定者の両者が知らない「二重マスキング」，結果を分析する分析者さえも知らされない「三重マスキング」がある．

いずれの場合でも，先入観や知識が評価や測定を左右する時にはマスキングが行われる．しかし，マスキングすることはインフォームド・コンセントをしないということではなく，治療過程に関する必要な情報は与えなければならない．そして，被験者の利益を優先させなければならない．

さて，バイアス（bias）は，対象者の選択に始まり，データ収集，分析，解釈，発表などの際に起こる可能性がある．本当の結果を誤らせる一連の傾向で「偏り」ともいう．

無作為化対照試験に比べて患者対照試験ではバイアスの問題が生じやすいので注意する必要がある．患者対照試験で問題となるバイアスには次のものがある．

1）選択バイアス

選択バイアス（selection bias）は何らかの方法で症例（患者）や対照を系統的に選択する際に起こりうるものをいう．除去方法は，普通，症例群と年齢構成や性別，生活背景などの諸条件がなるべく一致するように対照群を選択する．このように症例群と条件が一致するように対照群を設定することをマッチング（matching）という．

2）測定バイアス

測定バイアス（measurement bias）は，研究者によるデータの収集方法や被験者の知識などに起因するものである．研究者が個々の被験者の疾病状況について知っている場合，診断や曝露状況の判定に先入観が入ることがある．また，被験者が自分の疾病状況や曝露状況についてよく知っていて，研究者や自分に都合がよいように答えるような場合にもバイアスが生じてくる．このようなケースをホーソーン効果という．逆に，被験者の記憶が不正確で回答に誤りがある場合もある．これを想起バイアス（recall bias）とよぶ．

4. 交絡と除去方法

危険因子の曝露と結果の関連を考えると，その危険因子に付随し表には現れていない他の危険因子が直接結果に関連し，観察している危険因子が実際には関連していない場合がある．これを交絡（confounding）という．

曝露と結果に係わる因子を交絡因子（confounder または confounding factor）という．観察的研究ではこの交絡が起こる可能性が常に存在する．

1）研究デザインにおける交絡のコントロール

(1) 限定：単純に交絡因子の影響を除外する方法としては，対象集団を制限することである．
(2) マッチング：患者対照試験でよく用いられる手技であるが，症例と対照の間で交絡因子となりそうな要因を一致（match）させることで，交絡因子の影響を最小限にする．
(3) 無作為化：交絡因子が完全に不明のときに，唯一有効な手段が無作為化である．

2）データ分析における交絡のコントロール

(1) 層化：対象者が交絡因子によりサブグループに分割できる場合，対象者をひとまとめにして分析せずに，そのサブグループごとに分けて分析する．これを層化という．
(2) 多変量解析：交絡因子を扱うもっとも有力な分析方法が多変量解析である．これは，統計学的モデルを用いて交絡因子も変数として含めることで，それぞれの変数の影響をみていくという方法である．多変量解析には，重回帰分析，正準相関分析，判別分析，主成分分析，因子分析，共分散分析など目的に応じてさまざまな方法がある．おもに使われるのは重回帰分析と主成分分析である．

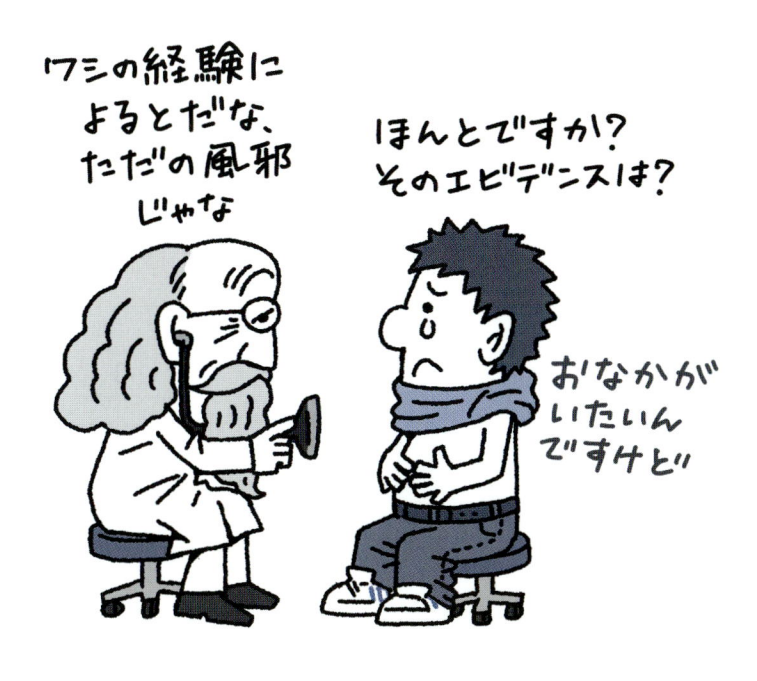

第4章 歯科保健医療情報

I 歯科保健医療情報について

　歯科保健医療に関する多くの情報は，数字で表すことが可能である．それは，数学がもつ抽象性と普遍性に期待がかけられているからにほかならず，歯科保健医療の現場では，膨大な量の数字が発生している．本章では，それらを扱うための基本となる考え方を示し，診療記録の電子化にまつわる概念を扱うことにする．

　歯科保健医療の領域では，個々の患者さんやある集団の状態について，ミクロのレベルでは数理的に記述することが行われているが，それらを使って，周辺の類似現象を説明することや，過去の現象から未来を推定することが体系だって行われているとはいいがたい．たとえば，歯周ポケットの深さを測定し，それらを歯科保健指導の記録として蓄積することは，診療室で日常的に行われているが，蓄積された情報を活用しようと考えると，急にハードルが高くなるのである．

　たしかに，多量の数字を扱うことには何ともいえない抵抗感がある．しかしながら，患者さんの立場で考えると，自分の歯周組織の状態が以前より改善されているかどうかを数字でみせられるとわかりやすいし，自分の歯の数が同年齢の日本人の平均値に比べて多いことを知ると，メインテナンスのために通院することも苦でなくなるに違いない．

　数字には，周辺の類似現象を説明できる「外延性」や，未来を推定する「予測性」があり，これらは「抽象性」，「普遍性」とともに，臨床医学をサポートする重要な要素なのである．

　すなわち，歯科保健医療情報とは，情報処理の手法を応用して，対象となる歯科保健医療の構造・機能の複雑性・多様性を包括的に認識しようとする立場から，日々発生しているさまざまの現象を数字に置き換え，測定可能な情報量としてとらえようとする考え方を示している．

II デンタルインフォマティックス（dental Informatics）

1. デンタルインフォマティックスの定義

　デンタルインフォマティックスとは，歯科保健医療情報の立場をさらに広い意味でとらえ，歯学と情報学の融和をはかろうとする学問領域のことであり，歯科医学・歯科医療を根底で支える新しい概念である．しいて日本語に訳せば，歯科医療情報学あるいは口腔医療情報学ということになるだろう．

　歯科保健の現場で日々発生している事実を，大規模な事実データベース構築に直結させ，そのデータベースから抽出された情報を積み重ねて解析し，再び日々の臨床における意思決定支援に使えるようにフィードバックするという流れを前提としているのである．

　デンタルインフォマティックスを定義すると，以下のようになる．

〈定　義〉
　口腔に関して発生するさまざまな事実を，情報処理技術を応用して合理的かつ効率的に収集・蓄積・解析・再配布し，歯科医学・歯科医療の可観測領域を客観的に表現するとともに，その結果，得られる可制御性の拡大を通じて，人々の健康の維持・増進に寄与することを目的とする学問領域．

2. 臨床医学とは何？

　デンタルインフォマティックスは，生体やその集合体を複雑なシステムととらえ，工学における制御理論やシステム理論を基礎とした情報学の立場から口腔科学の論理を記述していこうとする観点をもっている．すなわち，情報処理の技術と歯科医学・歯科医療の分野とを融合させた新しい学問領域を指す概念ということになるが，このような概念そのものは，コンピュータの発明とほぼ時を同じくして医学領域で芽生えている．

　たとえば，カルマンは「システムのふるまい」，「システムの観測」，「システムの制御」を一般化して数理的に表現し，これをシステム理論としてまとめた．井上らはそれを発展させ，図1のように，生体を一つのシステムと考えると，臨床医学における診断と治療は，システム理論における基本的なモデルと一致していると述べている．

　すなわち，生体の内部状態を x と考え，このうち医学的に観測可能な形で表れてくる症候を y とする．また，生体に加える調節可能な入力（治療ベクトル）を u，環境などが生体に及ぼす調節できない外乱を r とする．

　x，y，u，r はいずれも多項目であるから，ここではベクトルで表されている．

　システム理論の視点からみると，われわれは，症候 y を観測することによって内部

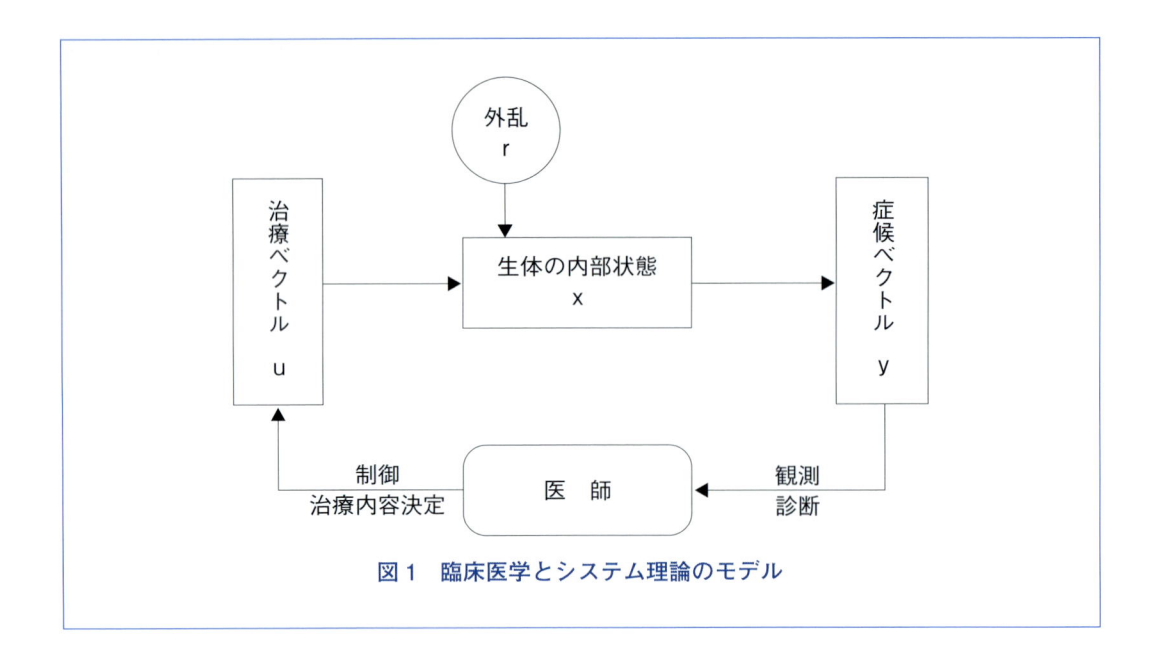

図1　臨床医学とシステム理論のモデル

　状態 x の推定を行い（診断），調節できない外乱 r の影響を考慮しながら適当な入力 u（治療）を決定するという行為を日常臨床で行っていることになる．生体の内部情報 x は，必ずしも一つの個体である必要はなく，ある疾患と考えてもよいし，ある集団と考えてもよく，規模が違っても同じ概念を当てはめて考えることができる．

　内部状態をよりよく推定するには，観測可能な症候 y をできるだけ客観的に表現し，入力 u を変化させることによって症候 y がどの程度制御可能か知るというプロセスが必要である．システム理論では，観測可能な性質を"可観測性"とよび，制御可能な性質を"可制御性"とよんでいる．これまでの臨床医学は，疾病やその診断・治療を数量化して扱う歴史，いいかえるとさまざまな病気の"可観測性"と"可制御性"とを拡大するための歴史を積み重ねてきたといえる．

III データベース

1. データベースとは

　データベースとは，データの集まりのことである．

　たとえば，診療室で記録した歯周ポケットの深さは，紙に書いてあるだけでは活用するのはむずかしいが，電子化しデータベースとして扱うことで，有用な知識を抽出することができるようになる．

　しかしながら，単にデータを集めただけでは，情報を抽出するまでに手間がかかるので，データ群とそれを処理するプログラムとを独立させ，それぞれ管理しておく方法が考えられた．それを具体化するためにデータベースという概念が生まれたのである．

　たとえば，患者さんの生年月日や性別など，他のデータと組み合わせて使われたり，参照されたりすることが多いものは，まとめて蓄積しておくほうが効率がよいし，歯周ポケット深さのデータも，それらのデータを加味して年齢や性別に分けて集計できるほうが，より活用しやすくなるであろう．これを実現するためには，毎日の測定データに，患者さんの生年月日や性別をつけて蓄積する方法もあるが，変化しない固有情報を別にまとめておき，必要なときにそこを参照するほうが効率がよい．

　すなわち，目的をもって情報活用を行うには，それにふさわしい情報の蓄積方法を検討しておくことが必要で，そのためにデータベースは頻繁に使われている．

2. データベースマネージメントシステム

　個人やある組織内の種々のデータが統合されて一つのデータベースとなり，それらがさらに統合されて全体システムを形成するという考え方は，データベースの保守性を向上させるデータベースのピラミッド構造である．このような構造は，通常，ソフトウエアで制御されており，それらをデータベースマネジメントシステムとよんでいる．

　たとえば，診療を終えたある患者さんの病名データを担当医が書き換えているときに，受付担当者が同一患者の住所データを書き換えたとしても，それぞれが別のデータベースに蓄積されていれば，相互に矛盾することはない．それには，データベース間を調整する機能が必要で，その役目を担うのがデータベースマネジメントシステムである．

　われわれが日頃インターネット環境を通じて得ている情報も，ほとんどがデータベースとデータベースマネジメントシステムを利用して蓄積・提供されており，これらはいわば裏に隠された仕組みといってよい．

3. データウエアハウス

　データウエアハウス（data ware house）は，本来，データの倉庫という意味であるが，単にデータが入っているということではなく，意思決定支援に必要な情報を共有し，それらを活用することを目的としている点が重要である．最近では巨大なデータを扱えるデータウエアハウス向けソフトウエアが開発されており，それを使って企業をはじめさまざまな組織の経営に関する情報要求に柔軟に対応することができるようになってきた．

　医療機関では，現場で発生する医療情報を業務で利用するためのデータベースとは別に情報解析のためのデータベースをもって，そこにデータを蓄積しているのである．データウエアハウスを使って，患者さんにかかった材料費や人件費と医療費との関係を分析することが行われている．

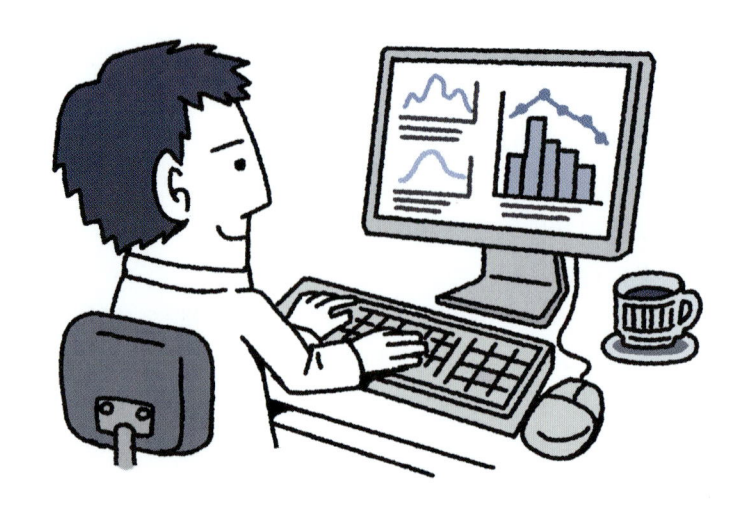

Ⅳ 電子カルテ

1. 電子カルテとは

　電子カルテとは，紙製のカルテを電子的に置き換えた（コンピュータ上に展開した）ものというイメージが強いが，それだけにとどまらず，電子カルテ開発に携わる医師や技術者の間では，医師ごとに専属の電子秘書，あるいは医療に必要なすべての仕事を処理できる環境と広くとらえられることもある．

　電子カルテに至る経緯を振り返ると，病院業務の電算化に関して，医事会計業務をコンピュータで処理する医事会計システムに端を発している．その後，各種伝票をオンラインでやりとりするオーダエントリシステムへと発展したが，いずれも事務処理の合理化という考えが基本にあった．

　20世紀の末頃には，コンピュータの処理能力が飛躍的に向上し，記憶容量も爆発的に増大したことを追い風として，病院情報システムに蓄積された医療情報を，医師の診療業務合理化に活用したり，さらには医師が臨床の場で行うさまざまな意思決定を支援するために使いたいという考えが広まった．

　さらに進んで，医師が日常業務として記載しているカルテの内容をコンピュータが読み取って，必要な伝票を作成してくれたり，紹介状を書いてくれたり，あるいは保険請求の点数計算をしてレセプトまで書いてくれたりするような電子秘書的な役割を含めて電子カルテとよんでいる研究者もいた．

　21世紀になってからは，電子化された患者情報は一つの医療機関内だけでなく，複数の医療機関で共有されるべきものという概念も広まり，広域電子カルテあるいは地域電子診療録とでもいうべきシステムが現れている．

　たとえば，高血圧のために東京の内科に通院していた患者さんが転勤となり，大阪の歯科医師に抜歯適応と診断された場合，紙に頼った情報交換手法では紹介状のやりとりにずいぶんと手間と時間がかかるであろうし，十分な情報交換がなされない場合もあるだろう．広域電子カルテであれば，すみやかな解決策を提供できると考えられる．

　ところが，医療の進め方やそれに関係する各種情報の蓄積の仕方には，医療機関ごとにさまざまなやり方がある．すなわち，医療機関ごとにもっているデータベースの形式やデータのもち方が異なるのである．

　それを解決するには，電子カルテとして蓄積されている情報を，標準の交換フォーマットに変換してやりとりする方法がある．情報を出す側は，自組織で蓄積されている情報を標準交換フォーマットで出力し，情報を受け取る側は，標準フォーマットで伝達されてきた患者情報を自組織のシステムに合わせて取り込んで，必要な情報交換を成立させようという考え方である．

　最近は，電子カルテが医療機関内あるいは医療機関同士のコミュニケーションの道具

としての側面ももった概念になってきたのである．

さらに，医療機関同士の情報交換だけに限定せず，患者さん側からみた場合に，「わかりやすい説明」，「インフォームドコンセント」として電子カルテが使われる仕組みも，電子カルテの概念として組み込んでおくべきという主張もある．

この主張は，情報処理技術を用いて，さまざまな形で患者情報を共有する環境を総称して，電子カルテとよんでいると考えられ，その意味では電子化診療録（electronic medical record：EMR），あるいは電子化患者記録（electronic patient record：EPR）とよぶのがふさわしい．

2. 電子カルテの目標

医療機関で作成される診療録に含まれている情報は，現代社会ではいろいろな場面で使用されている．患者さんをほかの医療機関に紹介したときには相手の医療機関で使われ，また，診療報酬明細書となって保険者団体へもいくし，患者調査として集計され行政的に使われることもある．研究機関が疫学調査に利用することもあり，医療訴訟では証拠として重要な役割を果たすこともあろう．医療情報のこのような使われ方から，標準化ということはまず避けて通れないと考えられる．

また，単に情報交換を標準化するだけでなく，標準化して蓄積された大規模な医療情報データベースを用いて，医療の質を向上させるべく，臨床医学の可観測性を拡大し，可制御性を増大させることが，電子カルテの目指す大きな目標であると考えられている．それは，とりもなおさずデンタルインフォマティックスという考えの具現化にほかならない．

3. 電子カルテとコンピュータネットワーク

これまで診療録は各医療機関で作成され，それぞれで蓄積されてきた．紙製のカルテではそれが当然のことであったが，電子化された診療録では，コンピュータネットワークを経由して，複数の医療機関や患者本人が，情報を共有することが自然の姿となる．

それは，かつて電子計算機が単なる計算機であり，高速に計算できる機械でしかなかったのが，ネットワーク化され，互いに接続されることで，コミュニケーションの道具として発達し始めたこととよく似ている．

電子化された情報を，端末の形式やOS（operating system）の違いによらず閲覧する（browse）ことを可能にしたのがいわゆるインターネット技術であり，電子カルテもインターネットの情報処理技術を取り入れながら発展している．とりわけ，画像や心電図などのマルチメディア情報を扱い，それらを共有するという意味では，インターネット技術の進歩と電子カルテの進歩は表裏一体のものであると考えられる．

また，患者情報を共有するだけではなく，必要な情報はみせるが，必要でない情報をみせないためのセキュリティー対策や暗号化技術も，インターネット技術として発展途上にあり，守秘義務のある医療情報を扱う電子カルテは，これらの技術の進歩をいちはやく吸収している領域でもある．

　さらに，患者さんの生涯を通じた医療情報を蓄積することを考えると，そのための物理的な場所の確保ということも考えなければならない．

　現在の技術では，各患者の情報を各医療機関に蓄積しておき，患者さんはどこにどのような情報があるかのインデックス情報（URL：uniform resource locator）をICカードなどの携帯可能な媒体に保存して持つということができる．CTやMRI画像などに含まれている情報量は膨大であり，それを個人ごとに持って，個人が管理することは不可能であるし，紛失や漏洩などの事故対策の面からも，必要な情報が蓄積されている場所の情報だけを患者さんが持ち歩くようにするのがよいということである．

　このような仕組みは，インターネットではWWW（world wide web）を使うことですでに具体化されており，国際的な情報共有も技術的には可能となっている．ただし，WWWは本来情報公開を目的として開発された技術であり，プライバシーや守秘義務が重要な要素である電子カルテをこの技術だけで実現するには，乗り越えなければならない課題がたくさん残っている．

　今後，電子カルテはさまざまに定義されて広まっていくであろうが，その背景には，これまで医療が歩んできた基本的な方向性である"可観測性を拡大し，可制御性を増大させる"ということがあるのを理解しておくことが大切である．

付表 1 F 分布表

df_1：分子の自由度
df_2：分母の自由度
df_1 と df_2 から F の値を求める表

df_2 \ df_1	1	2	3	4	5	6	7	8	9
1	161	200	216	225	230	234	237	239	241
2	18.5	19.0	19.2	19.2	19.3	19.3	19.4	19.4	19.4
3	10.1	9.55	9.28	9.12	9.01	8.94	8.89	8.85	8.81
4	7.71	6.94	6.59	6.39	6.26	6.16	6.09	6.04	6.00
5	6.61	5.79	5.41	5.19	5.05	4.95	4.88	4.82	4.77
6	5.99	5.14	4.76	4.53	4.39	4.28	4.21	4.15	4.10
7	5.59	4.74	4.35	4.12	3.97	3.87	3.79	3.73	3.68
8	5.32	4.46	4.07	3.84	3.69	3.58	3.50	3.44	3.39
9	5.12	4.26	3.86	3.63	3.48	3.37	3.29	3.23	3.18
10	4.96	4.10	3.71	3.48	3.33	3.22	3.14	3.07	3.02
11	4.84	3.98	3.59	3.36	3.20	3.09	3.01	2.95	2.90
12	4.75	3.89	3.49	3.26	3.11	3.00	2.91	2.85	2.80
13	4.67	3.81	3.41	3.18	3.03	2.92	2.83	2.77	2.71
14	4.60	3.74	3.34	3.11	2.96	2.85	2.76	2.70	2.65
15	4.54	3.68	3.29	3.06	2.90	2.79	2.71	2.64	2.59
16	4.49	3.63	3.24	3.01	2.85	2.74	2.66	2.59	2.54
17	4.45	3.59	3.20	2.96	2.81	2.70	2.61	2.55	2.49
18	4.41	3.55	3.16	2.93	2.77	2.66	2.58	2.51	2.46
19	4.38	3.52	3.13	2.90	2.74	2.63	2.54	2.48	2.42
20	4.35	3.49	3.10	2.87	2.71	2.60	2.51	2.45	2.39
21	4.32	3.47	3.07	2.84	2.68	2.57	2.49	2.42	2.37
22	4.30	3.44	3.05	2.82	2.66	2.55	2.46	2.40	2.34
23	4.28	3.42	3.03	2.80	2.64	2.53	2.44	2.37	2.32
24	4.26	3.40	3.01	2.78	2.62	2.51	2.42	2.36	2.30
25	4.24	3.39	2.99	2.76	2.60	2.49	2.40	2.34	2.28
26	4.23	3.37	2.98	2.74	2.59	2.47	2.39	2.32	2.27
27	4.21	3.35	2.96	2.73	2.57	2.46	2.37	2.31	2.25
28	4.20	3.34	2.95	2.71	2.56	2.45	2.36	2.29	2.24
29	4.18	3.33	2.93	2.70	2.55	2.43	2.35	2.28	2.22
30	4.17	3.32	2.92	2.69	2.53	2.42	2.33	2.27	2.21
40	4.08	3.23	2.84	2.61	2.45	2.34	2.25	2.18	2.12
60	4.00	3.15	2.76	2.53	2.37	2.25	2.17	2.10	2.04
120	3.92	3.07	2.68	2.45	2.29	2.18	2.09	2.02	1.96
∞	3.84	3.00	2.60	2.37	2.21	2.10	2.01	1.94	1.88

＊この F 分布表は，本書を使用する際に必要な部分のみ掲載しています．

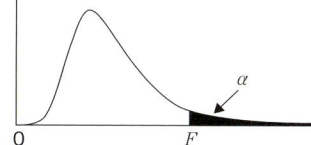

（上側確率　$\alpha = 0.05$ 用）

10	12	15	20	24	30	40	60	120	∞	df_1 / df_2
242	244	246	248	249	250	251	252	253	254	1
19.4	19.4	19.4	19.4	19.5	19.5	19.5	19.5	19.5	19.5	2
8.79	8.74	8.70	8.66	8.64	8.62	8.59	8.57	8.55	8.53	3
5.96	5.91	5.86	5.80	5.77	5.75	5.72	5.69	5.66	5.63	4
4.74	4.68	4.62	4.56	4.53	4.50	4.46	4.43	4.40	4.36	5
4.06	4.00	3.94	3.87	3.84	3.81	3.77	3.74	3.70	3.67	6
3.64	3.57	3.51	3.44	3.41	3.38	3.34	3.30	3.27	3.23	7
3.35	3.28	3.22	3.15	3.12	3.08	3.04	3.01	2.97	2.93	8
3.14	3.07	3.01	2.94	2.90	2.86	2.83	2.79	2.75	2.71	9
2.98	2.91	2.84	2.77	2.74	2.70	2.66	2.62	2.58	2.54	10
2.85	2.79	2.72	2.65	2.61	2.57	2.53	2.49	2.45	2.40	11
2.75	2.69	2.62	2.54	2.51	2.47	2.43	2.38	2.34	2.30	12
2.67	2.60	2.53	2.46	2.42	2.38	2.34	2.30	2.25	2.21	13
2.60	2.53	2.46	2.39	2.35	2.31	2.27	2.22	2.18	2.13	14
2.54	2.48	2.40	2.33	2.29	2.25	2.20	2.16	2.11	2.07	15
2.49	2.42	2.35	2.28	2.24	2.19	2.15	2.11	2.06	2.01	16
2.45	2.38	2.31	2.23	2.19	2.15	2.10	2.06	2.01	1.96	17
2.41	2.34	2.27	2.19	2.15	2.11	2.06	2.02	1.97	1.92	18
2.38	2.31	2.23	2.16	2.11	2.07	2.03	1.98	1.93	1.88	19
2.35	2.28	2.20	2.12	2.08	2.04	1.99	1.95	1.90	1.84	20
2.32	2.25	2.18	2.10	2.05	2.01	1.96	1.92	1.87	1.81	21
2.30	2.23	2.15	2.07	2.03	1.98	1.94	1.89	1.84	1.78	22
2.27	2.20	2.13	2.05	2.00	1.96	1.91	1.86	1.81	1.76	23
2.25	2.18	2.11	2.03	1.98	1.94	1.89	1.84	1.79	1.73	24
2.24	2.16	2.09	2.01	1.96	1.92	1.87	1.82	1.77	1.71	25
2.22	2.15	2.07	1.99	1.95	1.90	1.85	1.80	1.75	1.69	26
2.20	2.13	2.06	1.97	1.93	1.88	1.84	1.79	1.73	1.67	27
2.19	2.12	2.04	1.96	1.91	1.87	1.82	1.77	1.71	1.65	28
2.18	2.10	2.03	1.94	1.90	1.85	1.81	1.75	1.70	1.64	29
2.16	2.09	2.01	1.93	1.89	1.84	1.79	1.74	1.68	1.62	30
2.08	2.00	1.92	1.84	1.79	1.74	1.69	1.64	1.58	1.51	40
1.99	1.92	1.84	1.75	1.70	1.65	1.59	1.53	1.47	1.39	60
1.91	1.83	1.75	1.66	1.61	1.55	1.50	1.43	1.35	1.25	120
1.83	1.75	1.67	1.57	1.52	1.46	1.39	1.32	1.22	1.00	∞

付表2　t 分布表

df と α から t の値を求める表

α df	0.1 0.2	0.05 0.1	0.025 0.05	0.01 0.02	0.005 0.01	0.0005 0.001
1	3.078	6.314	12.706	31.821	63.657	636.619
2	1.886	2.920	4.303	6.965	9.925	31.599
3	1.638	2.353	3.182	4.541	5.841	12.924
4	1.533	2.132	2.776	3.747	4.604	8.610
5	1.476	2.015	2.571	3.365	4.032	6.869
6	1.440	1.943	2.447	3.143	3.707	5.959
7	1.415	1.895	2.365	2.998	3.499	5.408
8	1.397	1.860	2.306	2.896	3.355	5.041
9	1.383	1.833	2.262	2.821	3.250	4.781
10	1.372	1.812	2.228	2.764	3.169	4.587
11	1.363	1.796	2.201	2.718	3.106	4.437
12	1.356	1.782	2.179	2.681	3.055	4.318
13	1.350	1.771	2.160	2.650	3.012	4.221
14	1.345	1.761	2.145	2.624	2.977	4.140
15	1.341	1.753	2.131	2.602	2.947	4.073
16	1.337	1.746	2.120	2.583	2.921	4.015
17	1.333	1.740	2.110	2.567	2.898	3.965
18	1.330	1.734	2.101	2.552	2.878	3.922
19	1.328	1.729	2.093	2.539	2.861	3.883
20	1.325	1.725	2.086	2.528	2.845	3.850
21	1.323	1.721	2.080	2.518	2.831	3.819
22	1.321	1.717	2.074	2.508	2.819	3.792
23	1.319	1.714	2.069	2.500	2.807	3.768
24	1.318	1.711	2.064	2.492	2.797	3.745
25	1.316	1.708	2.060	2.485	2.787	3.725
26	1.315	1.706	2.056	2.479	2.779	3.707
27	1.314	1.703	2.052	2.473	2.771	3.690
28	1.313	1.701	2.048	2.467	2.763	3.674
29	1.311	1.699	2.045	2.462	2.756	3.659
30	1.310	1.697	2.042	2.457	2.750	3.646
40	1.303	1.684	2.021	2.423	2.704	3.551
60	1.296	1.671	2.000	2.390	2.660	3.460
120	1.289	1.658	1.980	2.358	2.617	3.373
∞	1.282	1.645	1.960	2.326	2.576	3.291

付表3 χ^2（カイ二乗）分布表

df と α から χ^2 の値を求める表

df \ α	0.99	0.95	0.90	0.70	0.50	0.20	0.10	0.05	0.02	0.01
1	—	—	0.02	0.15	0.45	1.64	2.71	3.84	5.41	6.63
2	0.02	0.10	0.21	0.71	1.39	3.22	4.61	5.99	7.82	9.21
3	0.11	0.35	0.58	1.42	2.37	4.64	6.25	7.81	9.84	11.34
4	0.30	0.71	1.06	2.19	3.36	5.99	7.78	9.49	11.67	13.28
5	0.55	1.15	1.61	3.00	4.35	7.29	9.24	11.07	13.39	15.09
6	0.87	1.64	2.20	3.83	5.35	8.56	10.64	12.59	15.03	16.81
7	1.24	2.17	2.83	4.67	6.35	9.80	12.02	14.07	16.62	18.48
8	1.65	2.73	3.49	5.53	7.34	11.03	13.36	15.51	18.17	20.09
9	2.09	3.33	4.17	6.39	8.34	12.24	14.68	16.92	19.68	21.67
10	2.56	3.94	4.87	7.27	9.34	13.44	15.99	18.31	21.16	23.21
11	3.05	4.57	5.58	8.15	10.34	14.63	17.28	19.68	22.62	24.73
12	3.57	5.23	6.30	9.03	11.34	15.81	18.55	21.03	24.05	26.22
13	4.11	5.89	7.04	9.93	12.34	16.98	19.81	22.36	25.47	27.69
14	4.66	6.57	7.79	10.82	13.34	18.15	21.06	23.68	26.87	29.14
15	5.23	7.26	8.55	11.72	14.34	19.31	22.31	25.00	28.26	30.58
16	5.81	7.96	9.31	12.62	15.34	20.47	23.54	26.30	29.63	32.00
17	6.41	8.67	10.09	13.53	16.34	21.61	24.77	27.59	31.00	33.41
18	7.01	9.39	10.86	14.44	17.34	22.76	25.99	28.87	32.35	34.81
19	7.63	10.12	11.65	15.35	18.34	23.90	27.20	30.14	33.69	36.19
20	8.26	10.85	12.44	16.27	19.34	25.04	28.41	31.41	35.02	37.57
21	8.90	11.59	13.24	17.18	20.34	26.17	29.62	32.67	36.34	38.93
22	9.54	12.34	14.04	18.10	21.34	27.30	30.81	33.92	37.66	40.29
23	10.20	13.09	14.85	19.02	22.34	28.43	32.01	35.17	38.97	41.64
24	10.86	13.85	15.66	19.94	23.34	29.55	33.20	36.42	40.27	42.98
25	11.52	14.61	16.47	20.87	24.34	30.68	34.38	37.65	41.57	44.31
26	12.20	15.38	17.29	21.79	25.34	31.79	35.56	38.89	42.86	45.64
27	12.88	16.15	18.11	22.72	26.34	32.91	36.74	40.11	44.14	46.96
28	13.56	16.93	18.94	23.65	27.34	34.03	37.92	41.34	45.42	48.28
29	14.26	17.71	19.77	24.58	28.34	35.14	39.09	42.56	46.69	49.59
30	14.95	18.49	20.60	25.51	29.34	36.25	40.26	43.77	47.96	50.89

参考文献

1) 東京都衛生局：東京都衛生年報　平成9年版．東京，1997．
2) 東京都衛生局：生活習慣病に関する意識調査報告書．東京，1998．
3) 木村恵子ほか：1歳6か月児歯科健康診査の乳歯齲蝕罹患型分類におけるO1,O2型の判定基準に関する研究．口腔衛生学会雑誌，47（2）：204～211．
4) 長田　斎ほか：保育園児のう蝕罹患オッズの分析による4・5歳児の歯科保健教育の検討．口腔衛生学会雑誌，44（2），225～211．
5) 東京都衛生局：東京都「西暦2000年の歯科保健目標」到達度調査報告書，東京，1994．
6) Klein H, Palmer CE, Knutson, JW：Studies on dental caries. I. Dental status and dental needs of elementary school children. *Public Health Rep*, 53：751～765, 1938.
7) Grueppel AO：A measurement of dental caries prevalence and treat-ment service for deciducus teeth. *J Dent Res*, 23：163～168, 1944.
8) Clune TW：A dental health index, *JADA*, 32：1262, 1945.
9) Porter DR, Dudman JA：Assessment of dental caries increments. I. Construction of the RID index. *J Dent Res*, 39：1056～1061, 1960.
10) Katz RV：Assessing root caries in populations：the evolution of the Root Caries Index. *J Pub Health Dent*, 40：7～16, 1980.
11) Schour I, Massler M：Prevalence of gingivitis in young adults（abstr）. *J Dent Res*, 27：733, 1948.
12) Löe H, Silness J：Periodontal disease in pregnancy. I. Prevalence and severity. *Acta Odont Scand*, 21：533～551, 1963.
13) Russell AL：A system of classification and scoring for prevalence surveys of periodontal disease. *J Dent Res*, 35：350～359, 1956.
14) Ramfjord SP：Indices for prevalence and incidence of periodontal disease. *J Periodont*, 30：51～59, 1959.
15) Dunning JM, Leach LB：Gingival-Bone Count：A method for epidemiological study of periodontal disease. *J Dent Res*, 39：506～513, 1960.
16) World Health Organization：Oral Health Surveys Basic Methods. 4th edition, World Health Organization, Geneva, 1997.
17) Greene JC, Vermillion, JR：The Oral Hygiene Index. A method for classifying oral hygiene status. *JADA*, 61：172～179, 1960.
18) Greene JC, Vermillion, JR：The simplified Oral Hygiene Index. *JADA*, 68：7～13, 1964.
19) Podshadley AG, Haley JV：A method for evaluating oral hygiene performance. *Public Health Rep*, 83：259～264, 1968.
20) Löe H, Silness J：Periodontal disease in pregnancy. II. Correlation between oralhygiene and periodontal condition. *Acta Odont Scand*, 22：121～135, 1964.
21) O' Leary TJ, Drake RB, Naylor JE：The plaque control record. *J Periodont*, 43：38, 1972.
22) Ainamo J, Bay I：Problems and proposals for recording gingivitis and plaque. *Int Dent J*, 25：229～235, 1975.
23) Dean HT：Classlfication of mottled enamel diagnosis. *JADA*, 21：1421～1426, 1934.
24) Dean HT, McKay FS：Production of mottled enamel halted by a change in common water supply. *Am J Public Health*, 29：590～596, 1939.
25) 市原清志：バイオサイエンスの統計学．南江堂，東京，1990, 33．
26) 文部科学省：学校保健統計調査（指定統計第15号）http://www.mext.go.jp/b_menu/toukei/001/index03.htm
27) 平田順一ほか：身体発育と永久歯の萌出の関係について．小児保健研究，43（3）：309～314, 1984.
28) David Griffiths, K Laurence Weldon, W Douglas Stirling, 津崎晃一（訳）：データから学ぶ統計学　コンピュータ・エイジのための統計学指南II．メディカルサイエンスインターナショナル，東京，2003．
29) Cohen L K and Gift H C：Disease prevention and oral healthpromotion. Munksgaard, Copenhagen, 1995, 428.
30) 重松逸造：疫学　臨床家のための方法論．講談社，東京，1978, 66．
31) 水野照久ほか：常滑市における80歳歯科健康調査．口腔衛生学会雑誌，44（2）：161～169, 1994.
32) 坂田清美：検診・健診としての効果を発揮するために　集団スクリーニングとしての必要条件．公衆衛生，61（4）：228～231, 1997.
33) 厚生省老人保健福祉局老人保健課：老人保健法による歯周疾患検診マニュアル．日本醫事新報社，東京，1995, 43．
34) 栗田啓子ほか：3歳児のう蝕罹患に関する生活習慣行動モデルによる経年変化の分析．口腔衛生学会雑誌，45（4）：534～535, 1995.
35) 井上通敏ら：臨床医学へのシステム論的アプローチ：診断と治療の基礎理論の検討．医療情報学，8（2），91～105, 1988.
36) Kalman,R.E.：On the General Theory of Control Systems, Proc. 1st. IFAC Congress, Butterworths, 1960.
37) アンソニー・チャンダー他著：コンピュータ用語辞典．第2版．坂井利之監訳，講談社，東京，1987．
38) 電子カルテってどんなもの？．電子カルテ研究会編集，中山書店，東京，1996．

索　引

■A〜Z
calculus index（CI）　49
coefficient of variation　70
community fluorosis index（CFI）　54
community periodontal index（CPI）　7，46
confidence interval　70
Deanの分類　54
debris index（DI）　49
def　35
deft指数　37
def率　37
dental aesthetic index（DAI）　56
df　35
DHC　37
dmf　35
DMF index　35
dmft指数　37
dmf率　37
DMF歯数　2
DMF指数　36
DMF率　36
DT　5
EBM　103
FT　5
F検定　83
gingival bone count（GB count）　45
gingival index（GI）　40
mean　67
mean deviation　69
median　67
mode　67
MT　5
oral hygiene index（OHI）　25，49
oral hygiene index-simplified（OHI-S）　50
patient hygiene performance（PHP）　51
periodontal disease index（PDI）　44
periodontal index（PI）　42
plaque control record（PCR）　53
plaque index（PlI）　52
PMA index　39
RCI　38
S.D.　69
standard deviation　69
standard error　70
t検定　25
variance　69
WHOプローブ　46
χ^2検定　24

■ウ
ウェルチのt検定　84
う蝕有病者率　3
後ろ向きコホート研究　98

■エ
疫学　91
疫学の研究方法　95
円グラフ　6，14，77

■オ
横断研究　97
オッズ比　28
帯グラフ　6，15，77
折れ線グラフ　2，10，76

■カ
回帰式　90
回帰直線　23
回収率　58
介入研究　95，99
仮説検定　79
偏り　66
学校保健統計調査　5
間隔尺度　64
患者対照研究　28，97

■キ
危険率　24，79
記述疫学　95，96
帰無仮説　24，79

■ク
クモの巣グラフ　8，78

■ケ
経過グラフ　2
計数データ　64
系統抽出法　63
計量データ　64
限界確率　81
限界水準　81
検定　79

■コ
交絡　104
交絡因子　104
コホート研究　27，98

■サ
最頻値　20，67
散布図　17，23
散布度　69

■シ
歯科疾患実態調査　3
歯科保健医療情報　106
指数　34
質的データ　64
指標　34
縦断研究　97
自由度　26，82
順序尺度　64
信頼区間　70

■ス
数量化　34, 65
スクリーニング　100
スチューデントのt検定　83
スピアマンの順位相関係数　89

■セ
正規分布　71
全数調査　58, 62
選択バイアス　104

■ソ
層化抽出法　63
相関　22
相関係数　22
相関分析　22, 88
相対危険度　27
測定バイアス　104

■タ
対応のあるt検定　84
代表値　18, 66
対立仮説　79
多段抽出法　63
単一帯グラフ　15
探索的データ解析　30, 32
単純比較棒グラフ　4, 12
単純無作為抽出法　62
断面研究　97

■チ
中央値　20, 67

■ツ
積み上げ棒グラフ　5, 13

■テ
データの分布　71
データベース　109
適合度の検定　85
電子カルテ　111
デンタルインフォマティックス　107

■ト
統計調査　58
度数　18
度数分布　18
度数分布図　20

■ハ
パーセンタイル曲線　21, 32
パーセンタイル値　19, 33
バイアス　103
パイグラフ　14
箱ひげ図　31
ばらつき　17

■ヒ
ピアソンの積率相関係数　88
比尺度　64
ヒストグラム　20
一人平均DMF歯数　2
百分率の差の検定　85
標準誤差　70

標準偏差　69
標本　62
標本抽出　62
標本抽出法　62
標本調査　58

■フ
プロービング　7
分割表の検定　86
分散　26, 69
分析疫学　95, 97
分布　66
分布の位置　66
分布の形　66
分布の広がり　66, 69

■ヘ
平均値　67
平均値曲線　32
平均値の差の検定　82
平均偏差　69
並列帯グラフ　15
変動係数　70

■ホ
棒グラフ　12, 76
母集団　62

■マ
前向きコホート研究　98
マスキング　103

■ム
無作為抽出法　62

■メ
名義尺度　64

■ユ
有意水準　79

■ヨ
横内訳棒グラフ　6

■リ
離散型データ　64
量的データ　64
理論分布　71

■ル
累積度数　19
累積度数曲線　21

■レ
レーダーチャート　8, 16, 78
歴史グラフ　2
レンジ　31
連続型データ　64

【監修者略歴】
安井　利一
やす　い　とし　かず

1981年　城西歯科大学（現 明海大学歯学部）大学院修了
1997年　明海大学歯学部教授（口腔衛生学講座）
2003年　明海大学歯学部長
2008年　明海大学学長

　　　　わかりやすい
　　　　ビジュアル歯科保健医療統計学　　　　ISBN978-4-263-44275-3

2008年11月10日　第1版第1刷発行
2019年12月20日　第1版第7刷発行

　　　　　　　　　　　　　　　　　　監修者　安　井　利　一
　　　　　　　　　　　　　　　　　　発行者　白　石　泰　夫

　　　　　　　　　　　　発行所　医歯薬出版株式会社

〒113-8612　東京都文京区本駒込1-7-10
TEL.（03）5395-7638（編集）・7630（販売）
FAX.（03）5395-7639（編集）・7633（販売）
https://www.ishiyaku.co.jp/
郵便振替番号00190-5-13816

乱丁・落丁の際はお取り替えいたします　　　印刷・壮光舎印刷／製本・愛千製本所
　　　　© Ishiyaku Publishers, Inc., 2008. Printed in Japan

本書の複製権・翻訳権・翻案権・上映権・譲渡権・貸与権・公衆送信権（送信可能化権を含む）・口述権は，医歯薬出版（株）が保有します．
本書を無断で複製する行為（コピー，スキャン，デジタルデータ化など）は，「私的使用のための複製」などの著作権法上の限られた例外を除き禁じられています．また私的使用に該当する場合であっても，請負業者等の第三者に依頼し上記の行為を行うことは違法となります．

JCOPY ＜出版者著作権管理機構　委託出版物＞
本書をコピーやスキャン等により複製される場合は，そのつど事前に出版者著作権管理機構（電話03-5244-5088，FAX 03-5244-5089，e-mail：info@jcopy.or.jp）の許諾を得てください．